眼视光学
应用光学

（第二版）

主编／刘陇黔

编委／（按音序排序）

李宾中（川北医学院）

刘陇黔（四川大学）

吕红彬（西南医科大学）

唐昂藏（四川大学）

王将栏（四川大学）

颜　月（四川大学）

杨　必（四川大学）

杨彦荣（成都中医药大学）

张益珍（四川大学）

周春阳（成都中医药大学）

邹云春（川北医学院）

 四川大学出版社

项目策划：许　奕
责任编辑：许　奕
责任校对：廖庆扬
封面设计：墨创文化
责任印制：王　炜

图书在版编目（CIP）数据

眼视光学应用光学 / 刘陇黔主编 . — 2 版 . — 成都：
四川大学出版社，2020.5
　ISBN 978-7-5614-8169-1

　Ⅰ . ①眼… Ⅱ . ①刘… Ⅲ . ①屈光学－高等学校－教
材 Ⅳ . ① R778

　　中国版本图书馆 CIP 数据核字（2020）第 075080 号

书名　眼视光学应用光学（第二版）

主　　编	刘陇黔
出　　版	四川大学出版社
地　　址	成都市一环路南一段 24 号（610065）
发　　行	四川大学出版社
书　　号	ISBN 978-7-5614-8169-1
印前制作	四川胜翔数码印务设计有限公司
印　　刷	成都金龙印务有限责任公司
成品尺寸	185mm×260mm
印　　张	9
字　　数	218 千字
版　　次	2020 年 6 月第 2 版
印　　次	2020 年 6 月第 1 次印刷
定　　价	33.00 元

◆ 读者邮购本书，请与本社发行科联系。
　电话：(028)85408408/(028)85401670/
　(028)86408023　邮政编码：610065
◆ 本社图书如有印装质量问题，请寄回出版社调换。
◆ 网址：http://press.scu.edu.cn

四川大学出版社
微信公众号

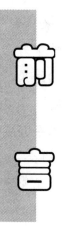

前言

　　眼视光学在国内历经 30 余年的发展，已经逐步形成一门独立的学科，拥有着复杂的知识体系。世上的知识体系无一不需要基础，眼视光学也不例外。老子曰："高以下为基。"任何"高大上"的东西都离不开坚实的基础作为支撑。如同高楼万丈仍需平地而起一般，基础就是生存的根本！美国国家科学基金会指出："基础学科的研究目的是获取和理解被研究主体全面的知识而不是去研究该主体的实际应用。"简单来说，基础学科就是要告诉我们真实的专业系统本质是什么样子的。"眼视光学应用光学"是眼视光学专业的重要基础课程。本书从基础着手为大家呈现了几何光学的基本原理、平面镜和棱镜系统、球面系统、理想光学系统、光度学和色度学基础知识、光学系统的光阑和景深、光学系统的像差和典型光学系统等知识。学习本书，可为生理光学、视光学器械学、眼镜光学、接触镜学等专业课程打下坚实的基础。

　　人眼不仅是重要的生物器官，同时也是典型的光学系统。本书诠释了学科融合的重要性，在承认学科差异的基础上不断打破学科边界，促进学科间相互渗透、交叉。学科融合既是学科发展的趋势，也是产生创新性成果的重要途径。从科学发展的历史进程来看，所有学科最初都以混沌不分的形态包含于哲学范畴内，15 世纪末和 19 世纪初，自然科学、社会科学的若干学科分别从哲学中分离出来，到 20 世纪上半叶，最终在大学中确立了自然科学、社会科学和人文科学中若干经典学科独立的学科地位。学科的分化是学术研究深入和细化的必然结果，也有效地促进了科学的发展。但是从 20 世纪后半叶开始，由于研究一些复杂的问题需要多个学科的知识，学科发展又出现了融合的趋势，传统经典学科间的界限被不断打破，学科的边界被重新划分，像眼视光学这样的交叉学科，正在走向新一轮的"合"。两个"合"的含义迥然不同。前者是混沌不分的含义，后者是学科融合的含义。

本书中阐述的学科融合需要学者经常性地在学科的边界开展交叉学科的研究，具有多种学科知识背景的学者更容易将知识融会贯通，产生新的思想。因此希望广大读者用融合的思维模式去学习和探索，并且能够不断革新自己的思维方式。希望大家从本书的学习中发现光学的魅力，在视光学的基础上充分理解和运用光学解决问题。"书山有路勤为径，学海无涯苦作舟。"相信在这样的学习过程中会有更多的收获和成长。

编　者

2020 年 3 月 13 日

目　　录

第一章　几何光学的基本原理

几何光学（geometrical optics）是以光线和光的直线传播为基础，研究光在透明介质中传播和成像规律的学科。光的直线传播性质对于光的实际行为具有近似的意义，以此作为基础的几何光学，只能应用于有限的范围和给出近似的结果。在研究的对象中，如果其几何尺寸远大于所用光波的波长，由几何光学可以获得与实际情况基本相符的结果。例如，对有一定大小的透镜和面镜，研究由它们成像的物距和像距的关系时，用几何光学获得的结果与实际情况相吻合。在研究的对象中，如果其几何尺寸可以与光波波长相比，例如，透镜和面镜的孔径非常小，或透镜和面镜虽有一定大小，但研究的问题是"像点"的细微结构时，由几何光学得到的结果就会与实际情况的差别很大，甚至有相反的结果。后一种情况只能用波动光学去研究。用波动光学研究光的传播可以得到严格的解，几何光学只是波动光学在一定条件下的近似。由于几何光学在应用上很简便，而且实际上并不需要严格的解，因此，几何光学仍为研究光学传播和成像问题的有力工具，特别是眼视光学的应用光学，主要是以几何光学的基本原理为理论基础的。

第一节　基本概念和基本定律

一、点光源和光束

在几何光学中，凡是发出光线的物体，无论是本身发光还是被照明而反射发光，都叫作光源，如太阳、月亮等。光源的几何尺寸与光的传播距离相比可以忽略时的光源叫作点光源（point source）或发光点，如图 1-1 所示。点光源或发光点可以看作一个几何点，没有线度和大小，只占空间位置。如体积超过太阳系的恒星，由于它到地球的距离比它自身的线度大得

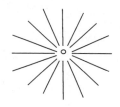

图 1-1　点光源

多，所以地球上的观察者就可以把恒星看作点光源或发光点。点光源有时又叫作物点。任何有一定大小的物体都可以看作由许多发光点（物点）或点光源组成。

在几何光学中表示光传播方向的几何直线叫作光线（light rays），如图 1-2 所示。光线和点光源（发光点）一样，都是为了使用上的方便而引入的一个理想模型。

图 1-2　光　线

有一定空间排列关系的一些光线的集合称为光束（light beam）。所有光线交于一点

的光束称为同心光束或单心光束。光束的交点叫作光束的心。

物体或光源上发出同心光束的一点称为物点或发光点。光线实际发自某一点，则该点就是实物点（real object point）或实发光点。如果某点并不发出光线，而是许多光线的延长线的交点，则该点就是虚物点或虚发光点（virtual object point）。

实发光点为心的光束为发散光束（diverging beam），如图1-3(a)所示。虚发光点为心的光束为会聚光束（converging beam），如图1-3(b)所示。心在无穷远处的光束为平行光束（parallel beam），如图1-3(c)所示。物体上的每一点都发出一个同心光束（homocentric beam）。不相交于一点的有一定关系的光线集合叫作像散光束（astigmatic beam），如图1-3(d)所示。

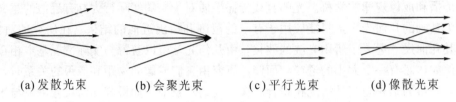

(a)发散光束　　　(b)会聚光束　　　(c)平行光束　　　(d)像散光束

图1-3　光　束

自一物点发出的同心光束经光学系统后，其出射光束仍为同心光束时，出射光束的心叫作光学系统对该物点所成的像。出射光线的心是光线的真实交点，叫作实像点，如图1-4(a、b)所示。出射光线的心是光线反向延长线的交点，叫作虚像点，如图1-4(c、d)所示。实像点为心的光束是会聚光束，如图1-4(a、b)所示。虚像点为心的光束是发散光束，如图1-4(c、d)所示。心在无限远的光束是平行光束，如图1-3(c)所示。

物点发出的同心光束经光学系统后的出射光束为像散光束时，不能得到像点，而是一个模糊斑（blur spot），如图1-4(e)所示。

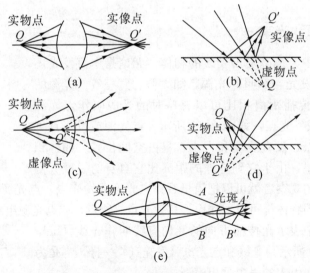

图1-4　物点和像点

光束聚散的程度叫作光束的聚散度（vergence），用观察者到光源距离 l 的倒数表示，如图 1-5 所示。为了比较光束在折射率不同的介质中的聚散度，使用介质折射率 n 来加权，即光束的聚散度 V 定义为：

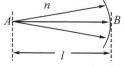

图 1-5 光束的聚散度

$$V = \frac{n}{l} \qquad (1-1)$$

式中，V 值由 l 的正负决定。$V > 0$，会聚光束；$V < 0$，发散光束；$V = 0$，平行光束。

在国际单位制中，l 的单位为 m，V 的单位为 m^{-1}。

二、基本定律

几何光学的理论基础是由实际观察和直接实验得到的几个基本定律：光的直线传播定律、光的独立传播定律及光的反射和折射定律。

（一）光的直线传播定律（The law of linear propagation）

如图 1-6 所示，在均匀光学介质中，光沿直线传播，即在均匀光学介质中，光线为一直线。用点光源照明不透明物体时生成物体的阴影，如太阳照射人、房子等形成人、房子的影子等。根据光的直线传播定律可以解释日食、月食等现象。光只有在均匀介质中才沿着直线传播。在非均匀介质中，光线将发生弯曲。例如，来自太阳的光线穿过地球大气层时，由于地球大气密度不均匀，光线发生弯曲（图 1-7）。所以当太阳实际落到地平线之下时，我们仍能看见它。

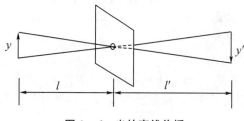

图 1-6 光的直线传播

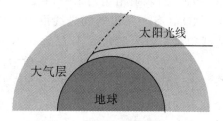

图 1-7 太阳光在大气中的传播

（二）光的独立传播定律（The law of independent propagation）

来自不同方向或不同物体发出的光线相交，每一光线仍按原来的传播方向传播，各光线互不影响，这就是光的独立传播定律。

（三）光的反射和折射定律

当光线从一种介质进入另一种介质时，光线在两种介质的分界面上被分为反射光线和折射光线（图 1-8）。对于这两条光线的行进方向，可分别用反射定律和折射定律来描述。

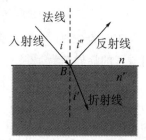

图 1-8 光的反射和折射

入射光线（incident ray）和反射光线（reflected ray）位于分界面 B 点的法线（normal）两侧，且三者位于同一平面（入射面）内。反射线与法线间的夹角 i''（反射角）等于入射线与法线间的夹角 i（入射角），这个规律称为光的反射定律（the law of reflection）。

入射光线和折射光线位于分界面 B 点的法线两侧，且三者位于同一平面（入射面）内，入射角 i 的正弦与折射角 i' 的正弦之比是一个取决于两介质的光学性质的常数，而与角 i 和角 i' 无关，这个规律称为光的折射定律（the laws of refraction），又称为 Snell 定律。即：

$$\frac{\sin i}{\sin i'} = \frac{n'}{n} \quad \text{或} \quad n\sin i = n'\sin i' \tag{1-2}$$

式中，n 为第一种介质的绝对折射率，n' 为第二种介质的绝对折射率。

$$n = \frac{c}{v_1}, \ n' = \frac{c}{v_2}$$

其中，c 为光在真空中的速度，v_1 和 v_2 分别为光在第一种介质和第二种介质中的速度。两种介质相比较，折射率较大的介质叫作光密介质，折射率较小的介质叫作光疏介质。

三、全反射（Total internal reflection）

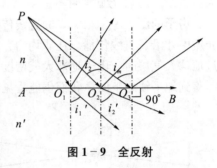

图 1-9 全反射

一般情况下，反射和折射是同时发生的。当介质一定时，随着入射角的增大，反射光线越来越强，折射光线逐渐减弱。当光从光密介质射向光疏介质时（$n > n'$），其折射角总是大于入射角（$i' > i$）。当入射角达到某一角度 i_m 时，折射角等于 90°，有一条很弱的光线沿界面传播，反射光线很强。若入射角大于 i_m，就不再有折射光线，入射光线全部返回原来的介质中，这种现象称为全反射（图 1-9），i_m 称为全反射的临界角（critical angle）。临界角 i_m 是能产生全反射的最小入射角，临界角 i_m 对应的折射角是 90°。根据折射定律可得到计算临界角的公式为：

$$n\sin i_m = n'\sin 90° \tag{1-3}$$

$$\sin i_m = \frac{n'}{n}$$

$$i_m = \arcsin \frac{n'}{n} \tag{1-4}$$

不同的介质，其临界角的大小不同。例如，水对空气的临界角为 48.5°，普通玻璃对空气的临界角为 42°。

全反射的应用比较广泛。例如，应用全反射棱镜（图 1-10）可以改变光的传播方向而不损失光的能量。导光纤维（图 1-11）就是利用全反射原理传播远处的图像，如图 1-12 所示。

在图 1-13 中，设导光纤维的内芯和外层的折射率分别为 n_1 和 n_2，入射光线从折射率为 n_0 的介质射向导光纤维的 A 端，经折射后射向内芯壁。当光线在壁上的入射角 $90° - i'$ 大于由 n_1 和 n_2 决定的临界角 i_m 时就产生全反射。设光线在内芯壁刚好产生全反射时，从介质 n_0 中的入射光线的入射角为 i_0，此时在内芯的折射角为 i_0'，只有折射

角 i' 小于 i'_0 或 i 小于 i_0 的光线才能在内芯壁产生全反射，从而把光线从一端传到另一端。

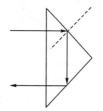

图 1-10 全反射棱镜

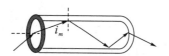

图 1-11 光在光纤的传播

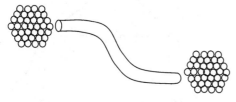

图 1-12 光纤镜导光原理

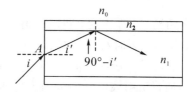

图 1-13 光纤中的全反射

$$n_1\sin i_m = n_2\sin 90° \qquad (1-5)$$
$$n_0\sin i_0 = n_1\sin i'_0 \qquad (1-6)$$
$$i_m = 90° - i'_0$$

由式（1-5）得：

$$n_1\sin(90° - i'_0) = n_2$$
$$n_1\cos i'_0 = n_2$$
$$\cos i'_0 = \frac{n_2}{n_1}$$

由式（1-6）得：

$$n_0\sin i_0 = n_1\sqrt{1 - \cos^2 i'_0} = n_1\sqrt{1 - (\frac{n_2}{n_1})^2} = \sqrt{n_1^2 - n_2^2}$$

$$i_0 = \arcsin\frac{\sqrt{n_1^2 - n_2^2}}{n_0}$$

$n_0 = 1$ 时：

$$i_0 = \arcsin\sqrt{n_1^2 - n_2^2}$$

凡是入射角 i 小于 i_0 的入射光线都将通过接连不断的全反射从一端传到另一端。入射角 i 大于 i_0 的光线将透过内壁进入外层，不能传递。

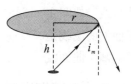

图 1-14 例 1 题图

例 1 如图 1-14 所示，假设有一半径为 r 的圆形荷叶浮在池塘的水面上，荷心之下有一条小鱼。观察者在水面外任何位置均看不见此小鱼。求这条小鱼最深的位置。（$n_水 = \frac{4}{3}$）

解：设小鱼到水面荷心的距离为 h。如果从小鱼处向荷叶边缘射出的光线刚好被水面全反射，则入射角小于临界角 i_m 的入射光线被荷叶阻挡，而大于 i_m 的入射光线将被全反射，因此，水面上任何位置都看不见小鱼。

$$i_m = \arcsin \frac{n'}{n} = \arcsin \frac{3}{4} = 49°$$

$$\tan i_m = \tan 49° = \frac{r}{h}$$

$$h = \frac{r}{\tan 49°} = 0.87r$$

这条小鱼最深的位置在距荷叶中心下面的 $0.87r$ 处。

四、光的可逆性原理

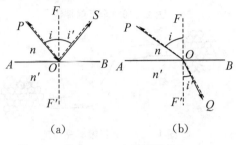

从几何光学的基本定律可以看出，如果光线逆着反射线方向入射，这时的反射线将逆着原来的入射线方向传播 [图 1-15(a)]。如果光线逆着折射线由介质 2 射入介质 1，折射光线也将逆着原来入射线方向传播 [图 1-15(b)]。就是说，当光线的传播方

图 1-15 光的可逆性

向逆转时，它将逆着同一路径传播，这个普遍性的规律叫作光的可逆性原理或光路可逆定律。光的可逆性原理在几何光学的应用中有很大的价值。

第二节 光波和惠更斯原理

一、波前和波线（Wavefronts and rays）

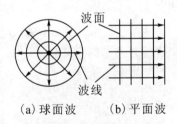

光是一种电磁波，光振动可以用电磁波中电场强度矢量的变化来表示。在某一时刻，光振动相位相同的点连成的面叫波前。波前为球面的波叫作球面波，波前为平面的波叫作平面波。表示波的传播方向的线叫作波线。在各向同性的介质中波线和波前垂直。单心光束对应着球面波，球面波的波线是以波源为中心沿半径方向的直线，如图 1-16(a) 所示。平行光束对应着平面波，

（a）球面波　（b）平面波

图 1-16 波面和波线

平面波的波线是与波前垂直的一组平行线，如图 1-16(b) 所示。像散光束对应着非球面的高次曲面波。

二、惠更斯原理

波的起源是波源的振动，波动的传播是介质中各质点之间的相互作用，介质中任一质点振动都可以引起邻近各质点的振动。因而，波动中的任一振动质点都可以看成新的波源，只要知道了某时刻波面的位置，就可以用几何作图的方法求出下一时刻波到达的位置，从而确定波传播的方向。这个原理叫作惠更斯（Huygens）原理。

惠更斯原理指出：波面上每一点都可以看作新的波源，从这些点发出子波，这些子波的包迹面就是下一时刻的新波面。图 1-17(a) 中，O 为球面波的波源。波从波源以波速 u 向四周传播，在 t 时刻，波面是半径为 R_1 的球面 S_1，可根据惠更斯原理求出下一时刻 $t+\Delta t$ 的波前位置。S_1 面上各点都可以看作新的波源，在 Δt 时间内发出半径为 $u\Delta t$ 的半球面子波，这些子波的包迹面 S_2 就是 $t+\Delta t$ 时刻的新波面，其半径为 $R_2=u(t+\Delta t)$。用同样方法可以求出平面波的新波面，如图 1-17(b) 所示。

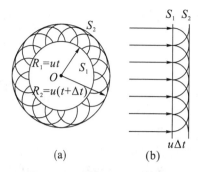

图 1-17　惠更斯原理示意图

三、波的衍射（Diffraction）

波在均匀而各向同性的介质中传播时，用惠更斯原理求出的波面形状不变。当波在不均匀的介质或各向异性的介质中传播时，同样可以应用惠更斯原理求波面，这时的波面的形状和传播方向都可能发生改变。

波遇到障碍物而改变传播方向并发生绕过障碍物的现象叫作波的衍射。如图 1-18 所示，当平面波垂直入射到狭缝 AB 上时，根据惠更斯原理，求得下一时刻的波面，除中间部分仍为平面外，靠近狭缝两边缘部分的波面变成弯曲面，与波面垂直的波线改变了原来的方向。缝越窄，波面的弯曲越显著，波绕过障碍物传播的现象越显著。如果狭缝的宽度 d 小于波长 λ，狭缝成了单独的振动中心，从它发出的波面为半球形。由此可见，波长越长，衍射越显著。根据惠更斯原理还可解释波的反射和折射。

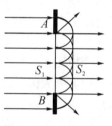

图 1-18　波的衍射

第三节　光程与费马原理

一、光　程

在 t 时间内，光在真空中传播的路程为 $L=ct$。在相同时间内，光在折射率为 n 的介质中传播的路程为 $l=vt$。

$$L = \frac{c}{v}l = nl \tag{1-7}$$

光在折射率为 n 的介质中通过的路程 l 与折射率 n 的乘积相当于光在真空中走过的路程 L。因此，把光在折射率为 n 的介质中传播的路程 l 与折射率 n 的乘积 nl 叫作光程（optical path）。光程表示光在介质中通过的路程所需要的时间内在真空中能传播的路程。借助光程，可将光在各种介质中所通过的路程折算为在真空中的路程，以便比较光在不同介质中通过特定路程所花的时间的长短。

如图 1-19 所示，当光线通过折射率为 $n_1, n_2, \cdots, n_k$ 的不同均匀介质后，在各介

质中通过的路程为 $l_1, l_2, \cdots, l_k$。从 A 到 B 的总光程为：

$$L = n_1 l_1 + n_2 l_2 + \cdots + n_k l_k = \sum_{i=1}^{k} n_i l_i \qquad (1-8)$$

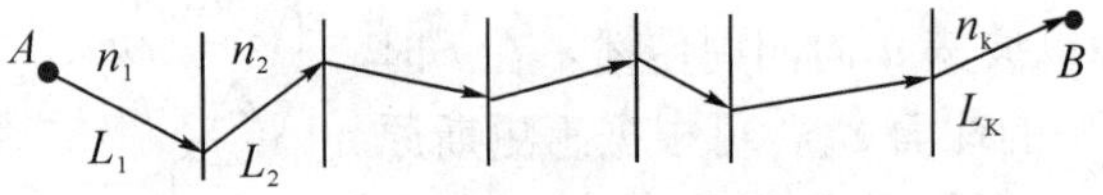

图 1-19 光在不同介质中的光程

如果光在非均匀介质内从 A 到 B 传播，如图 1-20 所示，折射率连续改变，光程又是一条曲线，这时可将 A、B 之间的路程分为线段元 $\mathrm{d}l$，$\mathrm{d}l$ 处的折射率 n_i 可以看作不变。A 到 B 的总光程为：

$$L = \int_A^B n_i \mathrm{d}l \qquad (1-9)$$

二、费马原理（Fermat principle）

光程对几何光学的重要意义体现在费马原理中。几何光学的基础是三个实验定理，费马用光程的概念高度概括地把它们归结为一个统一的原理——费马原理。费马原理指出，光线从空间一点 A 传播到另一点 B 的实际路径与任何其他可能路径相比，其光程为极值。简言之，A、B 两点之间，光沿着光程为极大值、极小值或恒定值的路径传播，如图 1-20 所示：

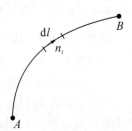

图 1-20 光在非均匀介质中的光程

$$L = \int_A^B n_i \mathrm{d}l = \text{极值（极大值、极小值或常量）} \qquad (1-10)$$

从费马原理可以推导出几何光学的三个定律。通过下面的讨论可以认为费马原理是光学基本定律的推论，也可以认为光的基本定律是费马原理的必然结果。

（一）光的直线传播

在均匀介质中，折射率 n 为常数，A、B 两点间光程取极值，相当于 A、B 两点间几何路程取极值，而两点间直线最短，因此光在均匀介质中沿直线传播，这是费马原理的明显推论。

（二）折射定律

如图 1-21 所示，自 P 点发出的光线通过折射率为 n 和 n' 的两介质的分界面 AB 上的折射点 O 到 Q 点，遵守折射定律，其光程较任何其他光线的光程都要小，即在此种情况下的折射，其折射光线由光程最小的条件来确定。对于任一给定的 P 点和 Q 点，在分界面上的垂足 A 和 B 之间的距离是一常数 l，于是，光线 POQ 的光程 L_{POQ} 为：

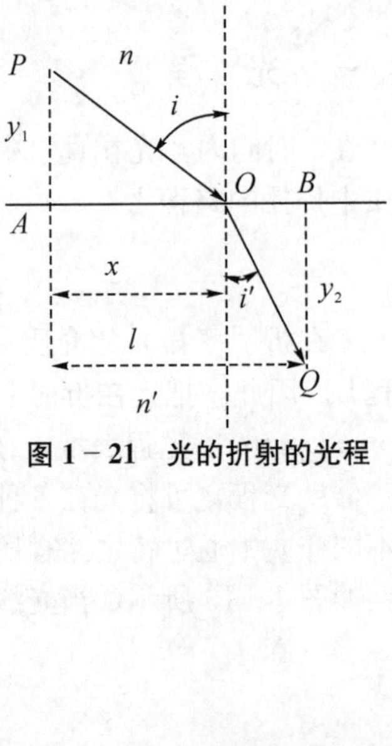

图 1-21 光的折射的光程

$$L_{POQ} = n\,\overline{PO} + n'\,\overline{OQ}$$

$$= n \sqrt{x^2 + y_1^2} + n' \sqrt{(l-x)^2 + y_2^2} \tag{1-11}$$

光程为极值的条件是 $\dfrac{\mathrm{d}L}{\mathrm{d}x} = 0$。

$$\frac{\mathrm{d}L}{\mathrm{d}x} = n \frac{x}{\sqrt{x^2 + y_1^2}} - n' \frac{l-x}{\sqrt{(l-x)^2 - y_2^2}} = 0$$

$$n \frac{x}{\sqrt{x^2 + y_1^2}} = n' \frac{l-x}{\sqrt{(l-x)^2 - y_2^2}}$$

由图 1-21 可知：

$$\frac{x}{\sqrt{x^2 + y_1^2}} = \sin i$$

$$\frac{l-x}{\sqrt{(l-x)^2 - y_2^2}} = \sin i'$$

因此：

$$n \sin i = n' \sin i' \tag{1-12}$$

可见，满足费马原理的条件必然满足折射定律。

$\dfrac{\mathrm{d}^2 L}{\mathrm{d}x^2} > 0$，说明在给定情况下满足折射定律的光路，其光程为最小。

（三）光沿光程为恒定值或极大值的路径传播

图 1-22 为一椭球反射面，F 和 F' 为椭球反射面的焦点。从 F 发出的光线经反射镜反射后都将会聚于 F' 点，而且这些路径的光程都相等。

$$FM + MF' = FN + NF' \tag{1-13}$$

这就是光在 F、F' 两点间传播时，光程取恒定值的情形。

图 1-23 为反射镜与椭球面相切于 M 点。光线从 F 经反射镜反射到 F' 点所取的路径为 FMF'。由于反射镜位于椭球面内，所以此路径与其他相邻近的可能路径相比，其光程为极大值。

$$FMF' > FNF' \tag{1-14}$$

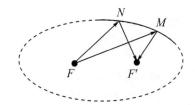

图 1-22　光沿光程为恒定值的路径传播

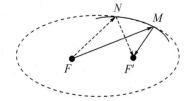

图 1-23　光沿光程为极大值的路径传播

第四节　成　像

由一定光学介质组成的能改变光的传播方向或改变光束聚散度的系统称为光学系统

（optical system）。一个平面或球面或圆柱面就是一个简单的光学系统。组成光学系统的折射面的几何中心位于同一直线上的光学系统叫作共轴系统（coaxial system）。整个光学系统可围绕这条直线旋转而性质不发生改变，这条直线叫作光学系统的主光轴（principal optic axis）。如果组成光学系统的各折射面为球面或平面，这样的光学系统叫作球面系统。各折射面中含有非球面的光学系统叫作非球面系统。大多数光学系统是共轴球面系统。光学系统中各折射面的曲率中心不在同一直线上的光学系统称为非共轴系统。

一、实像和虚像与实物和虚物（Real image and virtual image）

物体上的发光点发出的同心光束经光学系统产生物体的像的过程叫作光学系统成像（imaging）。物点发出的光束经光学系统后仍保持为同心光束，则这个经过光学系统后的光束的心叫作光学系统对该物点成的像点。当光通过实际的心时，则得实像；而如果是光线延长线的交点与该同心光束的心重合，则得虚像。人眼、感光底片能接受和记录实像。人眼可以感受到虚像，但虚像不能被屏幕显示，感光底片不能获得和记录虚像，虚像不能独立存在。

物体（实物和虚物）所在的空间叫作物方（object space），像（实像和虚像）所在的空间叫作像方（image space）。由于物方包括所有实的物点和虚的物点，它不仅是光学系统前面的那部分空间，它还要延伸到光学系统之后。同样，由于像方包括所有的实像点和虚像点，它不仅是光学系统后面的那部分空间，它还要延伸到光学系统之前。在一个问题中要区分某个点属于物方还是像方，不是看它在光学系统之前还是之后，而是要看它与入射光束相联系还是与出射光束（折射光束）相联系。例如，如图 1-24 所示，Q_1' 和 Q_2' 都在 L_2 之后，但 Q_1' 是入射光线延长线的交点，所以对 L_2 而言，Q_1' 属于 L_2 物方的物点。而 Q_2' 点是出射光束的会聚中心，对 L_2 来说，它属于像方的像点。

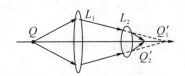

图 1-24　光学系统的物方和像方的区分

不管是实物还是虚物，实像还是虚像，物方介质的折射率必须按入射光线所在介质的折射率来计算，像方的折射率必须按折射光线所在空间的折射率来计算。

任何物体都可以看成是由许多物点组成的，每一个物点都发出发散的同心光束。如果以 Q 为心的同心光束经光学系统后转化为另一个以 Q' 为心的同心光束，则光学系统使 Q 成像于 Q' 点，Q 为物点，Q' 为像点。如果出射的同心光束是会聚的，则像点 Q' 为实像，如图 1-25（a、c）所示；如果出射光束是发散的，则像点 Q' 为虚像，如图 1-25（b、d）所示。

物点也有虚实之分。对于一个光学系统，如果入射的是一发散的同心光束，则相应的发散中心 Q 为实物，如图 1-25（a、b）所示；如果入射的是一会聚的同心光束，则

相应的会聚中心 Q 为虚物，如图 1-25(c、d) 所示。

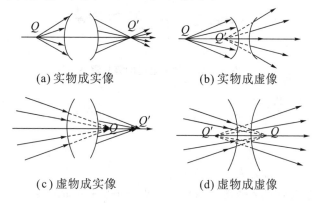

(a) 实物成实像　　　　　　　(b) 实物成虚像

(c) 虚物成实像　　　　　　　(d) 虚物成虚像

图 1-25　光学系统成像

二、物与像的共轭性

光学系统中的物方和像方的点不仅一一对应，而且根据光的可逆性原理，如果将发光点 Q 移到原来像点的位置 Q' 处，并使光线沿反方向射入光学系统，它的像将成在原来物点的位置 Q 处，如图 1-26 所示。这样一对互相对应的点 Q 和 Q' 叫作共轭点（conjugate point）。这种性质就是光学系统的物与像的共轭性（conjugacy）。

图 1-26 中光路表示，实发光点 Q 发出同心光束经第一个透镜 L_1 成像于 Q'_1 处，这是个实像。当第二个透镜 L_2 插在 Q'_1 之前时，它接收到的是会聚光束，中间像 Q'_1 可看作是 L_2 的虚物。L_2 把入射光束进一步会聚于 Q'_2。因此，L_2 使虚物 Q'_1 成实像于 Q'_2。

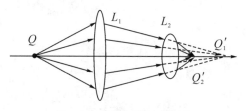

图 1-26　物与像的共轭性

三、物像之间的等光程性

由费马原理可知，物点 Q 和像点 Q' 之间的各光线的光程都相等，这就是物像之间的等光程性。如图 1-27 所示，从物点 Q 发出的同心光束经光学系统后仍然是同心光束在 Q' 点成像。同心光束中包含着连续分布的无数多条实际的光线，每一条光线有一个光程。根据费马原理，它们的光程都应取极值或恒定值。这一束同心光束的所有实际光线不可能取极大值和极小值，只可能取恒定值，因此，从物点 Q 发出的同心光束在 Q' 点会聚成实像时的各光线的光程都相等。无论是实物成实像或虚像，还是虚物成实像或虚像，只要是同心光束，这些光束中各光线的光程都相等。

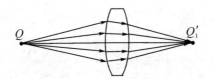

图 1-27 物像之间的等光程性

习 题

1. 为什么日出和日落时太阳看起来是扁的？
2. 试对每一条几何光学的基本原理，提出一个实验来证明它。
3. 如果物体与其被小孔形成的像相距 1.0 m 且像高是物高的 $\frac{1}{4}$，求小孔的位置。

4. 一个玻璃球的折射率为 $\sqrt{3}$，若一条光线以入射角 $60°$ 入射到球的表面，求其反射光线和折射光线的方向，并求反射光线和折射光线的夹角。

5. 水面下 50 cm 处有一发光点，在水面上可以看见多大的照亮范围？

6. 已知光在真空中的传播速度为 3×10^8 m/s。试求：

(1) 光在下列介质中的速度：水（$n=1.33$）、冕玻璃（$n=1.50$）、重火石玻璃（$n=1.65$）。

(2) 光从水中射向空气中时发生全反射的临界角。

（张益珍　刘陇黔）

第二章 平面镜系统和棱镜系统

一个平面镜（plane mirror）或一个棱镜（prism）就是一个最简单的光学系统。平面镜和棱镜是组成光学系统的重要元件。本章主要讨论平面镜系统和棱镜系统的成像问题。

第一节 平面镜系统

一、平面镜成像

首先讨论平面镜的反射成像问题。如图 2-1 所示，发光点 A 发出的光束被平面反射。根据反射定律，反射光线的反向延长线的交点 A' 就是 A 点的虚像。从图 2-1(a) 可见：

$$\angle AON = \angle BON = i$$
$$\angle AOP = 90° - i$$
$$\triangle APO \cong \triangle A'PO$$
$$A'P = AP$$

如果成像的点是虚发光点，则由平面反射可成实像，如图 2-1(b) 所示。

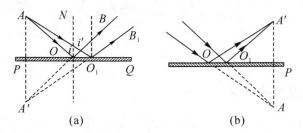

图 2-1 平面镜反射成像

平面镜反射成的像与物大小一样，并且像与物对称于镜面。可见，平面镜是一个最简单的、不改变光束单心性的、能成完善像的光学系统。

由于物和像的对称性，如果物体为右手坐标系 xyz，其像为左手坐标系 $x'y'z'$，这种与物对称于镜面的像叫作镜像（mirror's image），如图 2-2 所示。奇次平面镜反射所成的像为镜像。偶次平面镜反射所成的像与物一致。因此，在光学系统中，可根据需要调节反射镜的数目。

当入射光线不变，平面镜转动 α 角时，反射光转动 2α 的角度，这是平面镜的一个很重要的性质。图 2-3 中的虚线表示平面镜转动 α 角时的情形。利用这一性质，在光学系统中常用反射镜改变光传播的方向，并可测量物体的微小转角或位移。

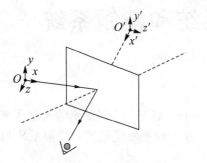

图 2-2 平面镜反射成镜像

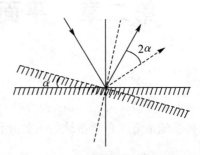

图 2-3 平面镜转动 α 角的情形

图 2-4 是光学比较仪的原理图。分划线 R 位于物镜的焦平面上，测杆处于零位时，平面镜处于垂直于光轴的位置 M_0，F 点发出的光束经物镜后变为平行于光轴的光束，再经平面镜反射后经原路返回，重新在 F 点聚焦。

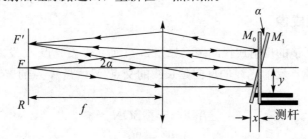

图 2-4 光学比较仪的原理图

当测杆推动被测物而移动 x 时，使平面镜绕支点转过 α 角，平面镜处于 M_1 的位置时，平行光的反射相对于光轴转动 2α 角，且聚焦于 F' 处。被测物体的位移的放大倍数 M 为：

$$M = \frac{FF'}{x} = \frac{f\tan 2\alpha}{y\tan\alpha} \approx \frac{2f}{y} \tag{2-1}$$

$$x = \frac{FF'}{M} \approx \frac{FF'}{2f}y \tag{2-2}$$

二、双平面镜系统成像

如图 2-5 所示，平面镜 M_1 和 M_2 的夹角为 α，它们的交线 Q 为双平面镜的棱。设 O 为两平面镜之间的一个发光点（物点）。在通过 O 点垂直于棱 Q 的平面内，物点 O 先被 M_1 反射成虚像 O_1。像 O_1 作为平面镜 M_2 的物，经 M_2 反射成虚像 O_2。像 O_2 作为平面镜 M_1 的物，经 M_1 反射成虚像 O_3。O_3 已经在反射镜 M_2 的背后，不能再经过 M_2 成像。物点 O 先经过 M_1 反射得到一系列虚像 O_1、O_2、O_3。同理，右手坐标的

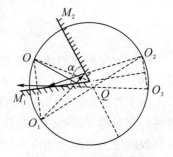

图 2-5 双平面镜成像

物点 $Oxyz$ 先被 M_2 反射可得到一系列虚像 O_1'，O_2'，O_3'，…，（图中未画出，学生可以自己画）直到像点在两反射镜背后不能再反射为止。从反射镜成像的对称性特征可得到：

$$QO = QO_1 = QO_2 = QO_3$$

这说明物点被双平面镜系统反射所成虚像点 O_1、O_2、O_3 均在以反射镜的棱为中心的圆上，同样可以证明 O_1'、O_2'、O_3' 也在此圆上。

双平面镜对物点依次连续反射成像的个数与双平面镜之间的夹角 α 有关。α 越小，像的数目越多。当两平面镜平行时，可以有无数多个像。但是，在反射过程中光能会损失。经过一定次数的反射，光能全部损失，因此，不可能看到无数多个像。

在光学系统中，重要的是双平面镜相继二次反射成像的情形。图 2-6 所示为一个双平面镜系统，一个右手坐标的物点 $Oxyz$ 经平面 M_1 成镜像 $O_1x_1y_1z_1$，再经 M_2 成二次反射像 $O_2x_2y_2z_2$，此像与原物一致。像 O_2 与原物 O 之间的夹角为：

$$\angle OQO_2 = \angle O_1QO_2 - \angle O_1QO = 2(\angle O_1QM_1 + \alpha) - 2\angle O_1QM_1 = 2\alpha \qquad (2-3)$$

可见，双平面镜对物体成的二次反射像是从物体绕棱 Q 转 2α 角而得。

通过双平面镜可以看到在棱线两侧的两个像 $O_1x_1y_1z_1$ 和 $O_2x_2y_2z_2$。两平面镜间的夹角 α 增大时，两像 $O_1x_1y_1z_1$ 和 $O_2x_2y_2z_2$ 向棱镜靠拢。当夹角 $\alpha = 90°$ 时，两像重合。

图 2-7 中两平面镜的夹角为 α，入射光线 AO_1 经双平面镜反射后沿 O_2A' 方向射出，与 AO_1 交于 P 点。入射光线 AO_1 与出射光线 O_2A' 之间的夹角为 β。

由 $\triangle O_1O_2Q$ 可知：

$$\alpha = i_1 + i_2$$

从 $\triangle PO_1O_2$ 可知：

$$\beta = 2(i_1 + i_2) = 2\alpha \qquad (2-4)$$

光经双平面镜反射后，出射光线与入射光线的夹角取决于两镜夹角 α，而与入射角 i 无关。当双镜绕两镜棱线转动时，出射光线的方向不变。因此，用这种双平面镜改变光的传播方向时，只需调整两平面镜之间的夹角。

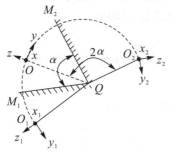

图 2-6 双平面镜物像关系

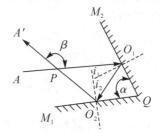

图 2-7 入射光线与出射光线的关系

第二节 平行平板系统

由两个互相平行的折射平面构成的光学系统叫作平行平板（parallel plates）。光学仪器中常用的玻璃平板就是平行平板。如图 2-8 所示，物点 O 发出的光线 OC 射入一个与光轴垂直的玻璃平板。OC 经第一折射面折射后，射向第二折射面，经第二折射面折射后沿 EB 方向射出。出射光线的反向延长线与光轴交于 O_2' 点，O_2' 点就是 O 点经玻璃平板折射后所成的虚像点。

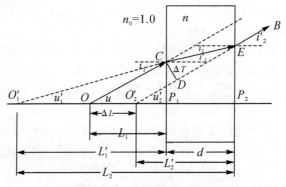

图 2-8　平行平板折射成像

i_1 和 i_2、i_1' 和 i_2' 分别是 OC 光线在第一折射面和第二折射面的入射角和折射角。设玻璃平板的折射率为 n 且位于空气中。根据折射定律，入射到第一面时：

$$n_0 \sin i_1 = n \sin i_1'$$

入射到第二面时：

$$n \sin i_2 = n_0 \sin i_2'$$

空气的折射率 $n_0 = 1.0$，因此：

$$\sin i_1 = n \sin i_1'$$
$$n \sin i_2 = \sin i_2'$$

由于平板的两平面平行，$i_2 = i_1'$，$i_2' = i_1$，$u = i_1$，$u_2' = i_2'$，因此，$u = u_2'$。可见，出射光线 EB 与入射光线 OC 平行，说明光线经平行平板折射后传播方向不变。

虽然光线通过平行平板后平行于原入射方向射出，但是产生了一个随入射角增加的侧向位移和轴向位移。侧向位移是入射光线与出射光线间的垂直距离 ΔT。从图 2-8 可见，在 $\triangle CDE$ 中：

$$\Delta T = CD = CE \sin(i_1 - i_1') = CE(\sin i_1 \cos i_1' - \cos i_1 \sin i_1')$$

将 $\sin i_1 = n \sin i_1'$ 代入上式得：

$$\Delta T = CE \sin i_1 (\cos i_1' - \frac{\cos i_1}{n})$$

将 $CE = \dfrac{d}{\cos i_1'}$ 代入上式可得到侧向位移：

$$\Delta T = d \sin i_1 (1 - \frac{\cos i_1}{n \cos i_1'}) \tag{2-5}$$

平行平板的轴向位移 ΔL 是物点 O 与像点 O_2' 之间的距离。从图 2-8 可得：

$$\Delta L = \frac{\Delta T}{\sin i_1} = d(1 - \frac{\cos i_1}{n \cos i_1'}) \tag{2-6}$$

平行平板的轴向位移的大小是入射光线入射角 i 和平行板厚度 d 的函数。

从 O 点发出的同心光束的光线，有不同的入射角，经平行平板折射后，具有不同的轴向位移，从而失去了光束的同心性，同心光束变成了像散光束。平行平板的厚度越大，轴向位移越大，光束的像散性也越大。平行平板的成像是不完善成像。

入射角越小，光束的像散性越小。当 $\cos i_1 \approx 1$，$\cos i_1' \approx 1$，$i_1 \approx 0$，$i_1' \approx 0$ 时：

$$\Delta L = d\left(1 - \frac{1}{n}\right) \tag{2-7}$$

平行平板成像与光线的入射角无关，只与厚度有关。平行平板的厚度 $d \to 0$ 时，$\Delta L \to 0$。因此，只有当光线垂直入射且平行平板的厚度很小时，平行平板的折射才能成完善的虚像。

第三节　反射棱镜

棱镜分为反射棱镜和折射棱镜。由一个或多个互不平行的反射面组成的光学系统叫作反射棱镜（reflecting prism）。反射棱镜一般有两个折射面和多个反射面，折射面和反射面叫作工作面。两个工作面的交线叫作棱。垂直于棱的截面叫作棱镜的主截面。

根据不同的需要，反射棱镜有很多类型。一次反射棱镜成像性质与平面镜一样，如图 2-9 所示。常用等腰直角棱镜的一个平面反射对物体成镜像。图 2-10(a) 所示的达夫棱镜由等腰直角棱镜截去直角部分做成，它可使光反射一次，同时在两个折射面发生折射，最终不改变光的传播方向。棱镜绕反射面轴旋转 α 角时，物体的反射像旋转 2α 角。图 2-10(b)

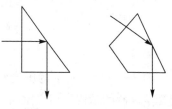

图 2-9　一次反射棱镜

表示达夫棱镜转动 90° 时，物体的像转动 180°。达夫棱镜用于周视瞄准镜中，如图 2-11 所示。

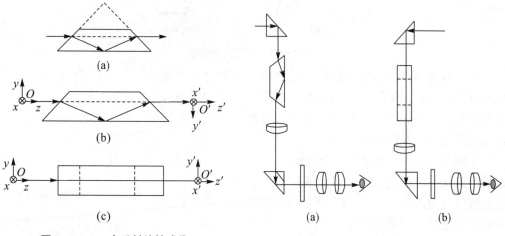

图 2-10　一次反射棱镜成像　　　　图 2-11　周视瞄准镜示意图

二次反射棱镜有两个互不平行的反射面。二次反射棱镜成像性质相当于双平面镜系统，如图 2-12 所示。在这类棱镜中，光线在两个反射面依次反射后，反射光线相对于入射光线偏转的角度是两反射面夹角的两倍。这样两个棱镜可以改变光线传播方向、转像、倒像和扫描。五角棱镜代替一次反射避免镜像，如图 2-12(c) 所示。二次反射直角棱镜形成倒像，如图 2-12(d) 所示。斜方角棱镜使光平移，如图 2-12(e) 所示。

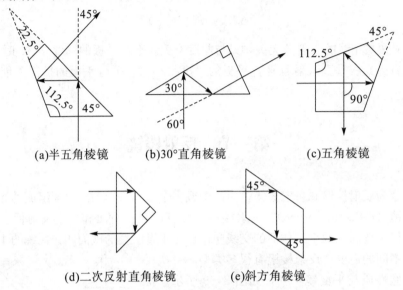

(a)半五角棱镜 (b)30°直角棱镜 (c)五角棱镜

(d)二次反射直角棱镜 (e)斜方角棱镜

图 2-12 二次反射棱镜

图 2-13(a) 所示的施密特棱镜为三次反射棱镜。它可使光线传播方向转折 45°，使光学仪器的结构变得更紧凑，如图 2-13(b) 所示。

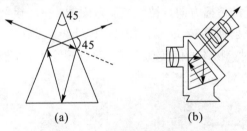

(a) (b)

图 2-13 三次反射棱镜

为了使光学系统达到一定的功能要求，通常把几个棱镜组成棱镜组。图 2-14 是由两个直角棱镜组成的一个分光棱镜组合，中间有一层半反半透膜，可把一束光分为强度相同的两束，在两个方向成像。

在图 2-15 中，光束从直角棱镜的 AB 面入射，在 BC 面反射后从 AC 面射出，棱镜有两次折射和一次反射，光线的传播方向改变了 90°。反射不影响成像质量，但折射要

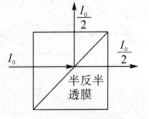

图 2-14 直角组合棱镜

影响成像质量。如果把棱镜主截面 ABC 绕 BC 线翻转 180°，A 点转到了 A' 点，在 $A'BC$ 中的光路和在 ABC 中反射以后的光路完全相同。这样，用棱镜代替反射镜时，就相当于在光学系统中增加了一块平行平板，这样应用的棱镜为等效平行平板。用一块

等效的平板玻璃来取代棱镜的做法称为棱镜的展开。反射棱镜在光路中的作用相当于一块有相应厚度的平行平板依次对反射面作出整个棱镜所成的像。

棱镜展开成平行平板后，必须是两个折射面完全平行。在会聚光束中，平行平板必须和光学系统的光轴垂直，以避免平行平板产生侧向位移而使光学系统的同轴性遭到破坏。

图 2-15 是一次反射直角棱镜展开的示意图。直角棱镜的通光口径为 d，即图中的 AB。很明显，等效平板的厚度 L 等于通光口径 d，即：

$$L = d \tag{2-8}$$

图 2-16 是五角棱镜的展开。主截面 $ABCDE$ 按反射面 DE 经两次翻转 $180°$ 后，可得等效平行平板。

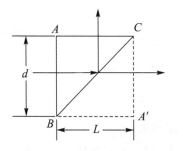

图 2-15 直角棱镜的展开

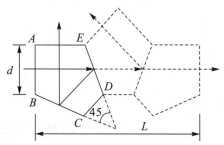

图 2-16 五角棱镜的展开

两反射面的夹角为 $45°$，入射光线和出射光线的夹角为 $90°$，通光口径为 $AB = d = AE$。五角棱镜等效的平行平板厚度 L 为：

$$L = (2 + \sqrt{2})d \tag{2-9}$$

图 2-17 是二次反射棱镜的展开，图 2-18 是三次反射等腰棱镜的展开。

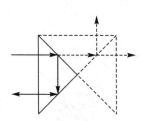

图 2-17 二次反射棱镜的展开

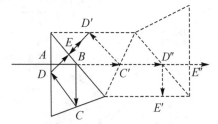

图 2-18 三次反射等腰棱镜的展开

在光学系统中奇次反射像为镜像。为了获得和物相似的像，又不宜增加反射面，通常利用棱镜或棱镜组合系统翻转倒立的像。用于翻转倒像的棱镜或棱镜组合有屋脊棱镜和棱镜组合系统。

把普通直角棱镜［图 2-19(a)］的一个反射面用两个互成直角的反射面来代替的棱镜称为屋脊棱镜。两个互相垂直的反射面叫作屋脊面，屋脊面的交线叫作屋脊棱，如图2-19(b)所示。

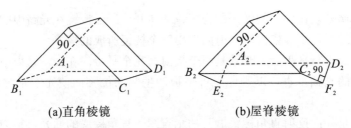

(a)直角棱镜　　　　　　　　(b)屋脊棱镜

图 2 - 19　直角棱镜和屋脊棱镜

棱镜奇次反射成镜像（图 2 - 20）：使用屋脊棱镜可使奇次反射变为偶次反射，不仅使光学系统所成的倒像翻转，而且避免了镜像。

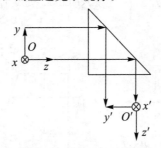

图 2 - 20　奇次反射成镜像

由两块相同等腰直角棱镜组成的棱镜叫作普罗（Porro）棱镜，这是最简单、最常用的倒像棱镜组合系统，如图 2 - 21 所示。由一个半五角棱镜和屋脊施密特棱镜或一个半五角棱镜和一个施密特棱镜组成的棱镜组合叫作别汉棱镜，如图 2 - 22 所示。

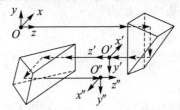

图 2 - 21　普罗棱镜

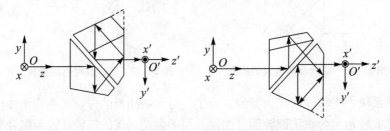

图 2 - 22　别汉棱镜

反射棱镜在光路中除相当于平面镜外，在转折光路的同时还能使像改变方向。

第四节　折射棱镜

由两个或两个以上的不平行的折射面围成的透明介质元件称为折射棱镜（refracting prism）。它的两个工作面（折射面）是不同轴的，两个工作面的交线叫作棱镜的折射棱。两个工作面的夹角 α 叫作棱镜的折射角。垂直于折射棱的平面叫作主截面，如图 2-23(a) 所示。光线 AB 经两折射面折射后沿 CD 方向射出，如图 2-23(b) 所示。通过它的光线的进行方向相对原来的方向发生偏折。出射光线 CD 和入射光线 AB 的夹角 δ 叫作偏向角。由入射光线从锐角转向出射光线，顺时针 δ 为正，逆时针 δ 为负。折射棱镜的折射率为 n。入射角 i 和折射角 i' 的正负号的规定：光线从锐角转向法线，顺时针为正，逆时针为负。

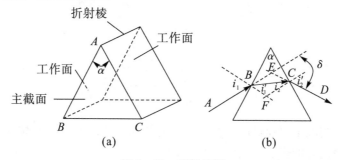

图 2-23　折射棱镜

根据折射定律得到：

$$\sin i_1 = n \sin i_1'$$
$$n \sin i_2 = \sin i_2'$$

上面两式相加得：

$$\sin i_1 + \sin i_2' = n \sin i_1' + n \sin i_2$$

$$2 \sin \frac{i_1 + i_2'}{2} \cos \frac{i_1 - i_2'}{2} = 2n \sin \frac{i_1' + i_2}{2} \cos \frac{i_1' - i_2}{2}$$

$$\sin \frac{i_1 + i_2'}{2} = n \frac{\sin \dfrac{i_1' + i_2}{2} \cos \dfrac{i_1' - i_2}{2}}{\cos \dfrac{i_1 - i_2'}{2}} \tag{2-10}$$

将 $\alpha = i_1' + i_2$，$\delta = (i_1 - i_1') + (i_2' - i_2)$，$\alpha + \delta = i_1' + i_2 + (i_1 - i_1') + (i_2' - i_2) = i_1 + i_2'$，代入式（2-10）得到：

$$\sin \frac{\alpha + \delta}{2} = n \frac{\sin \dfrac{\alpha}{2} \cos \dfrac{i_1' - i_2}{2}}{\cos \dfrac{i_1 - i_2'}{2}} \tag{2-11}$$

式（2-11）叫作棱镜偏向角公式。它表明，光线经棱镜折射后，偏向角 δ 是入射角 i_1、棱镜的折射角 α 和折射率 n 的函数。当棱镜一定（n 和 α 一定）时，偏向角 δ 仅随入射

角 i_1 变化。

当折射角很小，而光线入射角不为零时，偏向角为：

$$\delta = \alpha\left(\frac{n\cos i_1'}{\cos i_1} - 1\right) \qquad (2-12)$$

当折射角很小，而光线垂直入射或入射角很小时，偏向角为：

$$\delta = \alpha(n-1) \qquad (2-13)$$

由实验得知，在 δ 随 i 的改变中，对应某一 i_1 值，偏向角有一最小值 δ_{min}。可以证明，产生最小偏向角 δ_{min} 的必要条件是：

$$i_1 = i_2', i_1' = i_2 \qquad (2-14)$$

在最小偏向角 δ_{min} 时：

$$i_2 = i_1' = \frac{\alpha}{2}, i_1 = \frac{\alpha + \delta_{min}}{2} \qquad (2-15)$$

将 i_1 和 i_2 代入 $\sin i_1 = n\sin i_1'$ 和 $n\sin i_2 = \sin i_2'$，并整理得到：

$$\sin\frac{\alpha + \delta_{min}}{2} = n\sin\frac{\alpha}{2}$$

$$n = \frac{\sin\dfrac{\alpha + \delta_{min}}{2}}{\sin\dfrac{\alpha}{2}} \qquad (2-16)$$

在给定 α 的情况下，通过测量某波长的光线在三棱镜中的最小偏向角 δ_{min}，由上式可算出棱镜对该色光的折射率。

当入射角 i_1 固定时，由于棱镜介质的折射率与光的波长有关，所以不同波长的光有不同的偏向角 δ，出射光线的方向不同。通常棱镜的折射率 n 随波长 λ 的减小而增大。在可见光中，红光偏折最小，紫光偏折最大。因此，当入射光是各种波长组成的复合光（白光）时，经过棱镜后就分散开来形成光谱。白光经棱镜折射后将分解成各种色光而呈现一片按波长顺序排列的颜色，这种现象叫作光的色散，如图 2-24 所示。能产生色散的棱镜叫作色散棱镜。

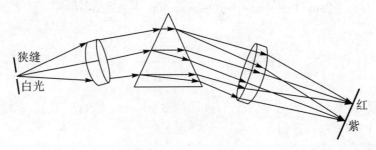

图 2-24 光的色散

习　题

1. 夹角为 35° 的双平面镜系统，当光线以多大的入射角入射到一平面镜时，其反射光线在经另一平面镜反射后，将沿原光路反向射出？

2. 有一双平面镜系统，光线与其中的一个镜面平行入射，经两次反射后，出射光线与另一镜面平行。求两平面镜的夹角。

3. 在一块厚度为 d、折射率为 1.5 的透明平行平板前 15 cm 处放置一个小物体，人眼在板后透过该板观察该物。求人眼看到该物的位置较其实际位置向人眼移动的距离。

4. 试用作图法证明平行光在如图所示的全反射直角棱镜中所走的光路，等效于光通过厚度等于该棱镜等腰边边长 d 的平行平板的光路。

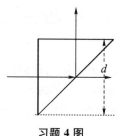

习题 4 图

5. 有一等边折射三棱镜，其折射率为 1.65。求：
(1) 光线经该棱镜的两个折射面折射后产生最小偏向角的入射角。
(2) 最小偏向角的值。

（唐昂藏　张益珍　刘陇黔）

第三章　球面系统

大多数光学系统由平面和球面组成。光经由球面的反射和折射，是一般光学系统成像的基础。本章重点讨论球面系统成像的性质和规律。

第一节　单球面折射成像

当两种折射率不同的透明介质的分界面为球面的一部分时，这样的分界面叫作单球面（single spherical refracting interface）。单球面是仅次于平面的简单光学系统。光在单球面上所产生的折射现象称为单球面折射。单球面折射的成像性质和规律是研究透镜、眼睛等光学系统成像的基础。

一、单球面折射的光路基本公式

图 $3-1$ 中 EO 是折射率分别为 n 和 n' 的两种均匀透明介质的球形交界面的一部分（作为折射面），C 为球面的曲率中心，r 为曲率半径，通过曲率中心 C 的直线 QOQ' 为折射面的主光轴，并且假设 $n < n'$，球面与主光轴的交点 O 为折射面的顶点。设一物点 Q 位于主光轴上，它到折射面顶点 O 的距离（$QO = l$）叫作物距。物点 Q 经折射面后成像于主光轴上的 Q' 点，从折射面顶点 O 到像点 Q' 的距离（$OQ' = l'$）叫作像距。入射光线 QE 与主光轴 QOQ' 的夹角 U 叫作物方孔径角，折射光线 EQ' 与主光轴 QOQ' 的夹角 U' 叫作像方孔径角。

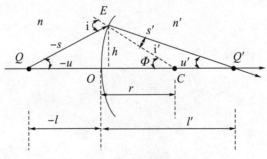

图 $3-1$　单球面折射

在计算光路基本公式以前，必须对作图和计算中所用的正负符号作出统一规定，以便于进行具体计算。目前各国光学书籍或文献在符号上并不统一，因此在引用公式时，

24

应注意其符号的规定。本教材对线段和角度的符号作如下规定：

线段是由点的运动而构成的。沿轴线段以指定的点（如折射点）作为起点，沿光线进行的方向运动所构成的线段为正，反之为负。规定光线传播的方向从左到右。垂轴线段在光轴之上为正，之下为负。

角度是由轴线绕一定的点旋转所构成的，以锐角来度量。会聚角：由光轴转向光线，顺时针为正，反之为负。入（折）射角：由光线转向法线，顺时针为正，反之为负。

同时还规定在图上只标记角度和线段的绝对值，如果某一字母表示负的数值，则在其前标以负号。

图 3-1 就是按上述规定标记成的。在 $\triangle QEC$ 中，按正弦定律有：

$$\frac{-s}{\sin\Phi} = \frac{r}{\sin(-u)} = \frac{r+(-l)}{\sin\angle QEC}$$

而：

$$\sin\angle QEC = \sin[\pi - (-i)] = \sin(-i)$$

因此：

$$\frac{s}{\sin\Phi} = \frac{r}{\sin u} = \frac{r-l}{\sin i} \tag{3-1}$$

由 $\triangle Q'EC$ 得到：

$$\frac{s'}{\sin\Phi} = \frac{r}{\sin u'} = \frac{r-l'}{\sin i'} \tag{3-2}$$

在折射点 E，满足折射定律：

$$n\sin i = n'\sin i' \tag{3-3}$$

由图 3-1 可得到各角度间的关系：

$$\Phi = u - i = u' - i' \tag{3-4}$$

式（3-1）、式（3-2）、式（3-3）和式（3-4）是光经过球面折射时，决定光路的基本公式。利用基本公式可计算光线在由任意多个球面组成的光学系统中的光路，这是研究光学系统成像时必须进行的工作。

由式（3-1）、式（3-2）和式（3-3）可得：

$$\frac{n(r-l)}{s} = \frac{n'(r-l')}{s'} \tag{3-5}$$

由三角公式可得到：

$$s^2 = (r-l)^2 + r^2 - 2r(r-l)\cos\Phi$$
$$s'^2 = (r-l')^2 + r^2 - 2r(r-l')\cos\Phi$$

将式（3-5）两边同时平方后再将 s 和 s' 代入，得到：

$$\frac{r^2+(r-l)^2}{n^2(r-l)^2} - \frac{2r\cos\Phi}{n^2(r-l)} = \frac{r^2+(r-l')^2}{n'^2(r-l')^2} - \frac{2r\cos\Phi}{n'^2(r-l')} \tag{3-6}$$

从上式可见，在 n、n' 和 r 一定的条件下，来自同一发光点的各光线，经球面折射后与主光轴的交点 l' 的位置，不仅取决于 l 的值，还与折射点对曲率中心的张角 Φ 的大小有关。同心光束经球面折射后变为非同心光束，破坏了光束的同心性，一般不能形成完善的像，如图 3-2 所示。

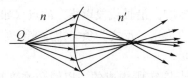

图 3-2　同心光束变为像散光束

二、单球面近轴区域（Paraxial approximation）折射成像

当 Φ 角很小时，$\cos\Phi \approx 1$，$\sin i$ 的值与 i 的弧度值无实际差别，s 基本与 l 相等，s' 基本与 l' 相等。此时，从式（3-5）和式（3-6）可知，l' 值仅由 l 决定。光学系统中满足角度 i、i'、u、u'、Φ 都很小这一条件，$\sin i \approx i$，$\sin i' \approx i'$，$\sin u' \approx u'$，$s \approx l$，$s' \approx l'$ 的区域叫作近轴区域。在近轴区域内，EO 可以看作直线，其高为 h。在近轴区域内传播的光线叫作近轴光线。于是，在近轴区域内的光路基本公式为：

$$\frac{l}{\Phi} = \frac{r}{u} = \frac{r-l}{i} \tag{3-7a}$$

$$\frac{l'}{\Phi} = \frac{r}{u'} = \frac{r-l'}{i'} \tag{3-7b}$$

$$ni = n'i' \tag{3-7c}$$

$$\Phi = u - i = u' - i' \tag{3-7d}$$

以上四式表明 l' 只与 l 有关，而与 i、u 和 Φ 等无关。说明在近轴区域内，由主光轴上的发光点发出的同心光束经球面折射后仍保持同心光束，都交于一点，能获得点像。

将 $s = l$，$s' = l'$ 代入式（3-5）中，就得到近轴区域内主光轴上的物 l 和像 l' 的位置：

$$\frac{n'}{l'} - \frac{n}{l} = \frac{n'-n}{r} \tag{3-8}$$

式（3-8）叫作单球面的近轴区域折射成像公式。

例1　如图 3-3 所示，人眼垂直观看水池中 4 m 深处的物体，水的折射率为 $\dfrac{4}{3}$。试求该物体的像到水面的距离。

解：根据题目，已知 $n = \dfrac{4}{3}$，$n' = 1.0$，$l = -4$ m，利用单球面折射成像公式：

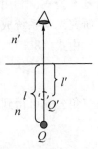

图 3-3　例1题图

$$\frac{n'}{l'} - \frac{n}{l} = \frac{n'-n}{r}$$

$$r = \infty$$

$$\frac{n'}{l'} - \frac{n}{l} = 0$$

$$l' = \frac{n'}{n}l = \frac{1}{4/3} \times (-4) = -3 (\text{m})$$

负号表示物体的像在水面下 3 m 处，且为虚像。

三、单球面折射的光焦度和焦距

对于给定的物距 l，不同的球面（n、n' 和 r 不同）对应不同的像距 l'。对于 n、n'、r 不变的单球面折射系统，一定的物距 l 对应着一定的像距 l'，而 $\dfrac{n'-n}{r}$ 是一个不变的量。因此，可以认为在单球面折射成像公式中，$\dfrac{n'-n}{r}$ 是一个表示球面光学特性的常数，这个常数 $\dfrac{n'-n}{r}$ 叫作该球面的光焦度（dioptric power），用 P 表示。

$$P = \frac{n'-n}{r} \qquad (3-9)$$

当物距 l 给定时，对应不同的光焦度 P，将有不同的像距 l' 与之对应。光焦度 P 表明了球面折射光线的本领。

在国际单位制中，r 的单位为 m，光焦度 P 的单位为屈光度（diopter，D）。例如 $n_2 = 1.5$，$n_1 = 1.0$，$r = 10$ cm 的单球面，其光焦度等于 5 屈光度，记为 5 D。

物点和像点是一对共轭点。当物点在物方主光轴上的无限远处时，$l = \infty$，投射到球面的光线平行于主光轴，其共轭点的位置可根据单球面折射成像公式：

$$\frac{n'}{l'} - \frac{n}{l} = \frac{n'-n}{r}$$

得到：

$$l' = \frac{n'}{n'-n}r$$

由 l' 确定的点叫作折射面的像方焦点（第二焦点），用 F' 表示，如图 3-4 所示。折射面顶点 O 到 F' 的距离 OF' 叫作该折射面的像方焦距（第二焦距），用 f' 表示，即：

$$f' = l' = \frac{n'}{n'-n}r \qquad (3-10)$$

$f' > 0$ 时，F' 在折射面的右侧，F' 为实焦点，如图 3-4(a) 所示；$f' < 0$ 时，F' 在折射面的左侧，F' 为虚焦点，如图 3-4(b) 所示。

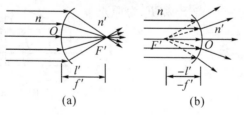

图 3-4　像方焦点

与像方主光轴上的无限远处（$l' = \infty$）像点对应的物方的共轭点叫作物方焦点（第一焦点），用 F 表示。物点位置由单球面折射公式得到：

$$l = -\frac{n}{n'-n}r$$

折射面顶点 O 到 F 点的距离 OF 叫作该折射面的物方焦距（第一焦距），用 f 表示，

$f = l$，即：

$$f = l = -\frac{n}{n' - n}r \qquad (3-11)$$

$f > 0$ 时，F 在折射面的右侧，F 为虚焦点，如图 3-5(b) 所示；$f < 0$ 时，F 在折射面的左侧，F 为实焦点，如图 3-5(a) 所示。

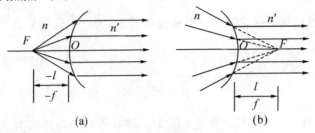

(a)   (b)

图 3-5 物方焦点

由式（3-10）和式（3-11）可知，折射面的两焦距 f 和 f' 的关系为：

$$\frac{f'}{f} = -\frac{n'}{n} \qquad (3-12)$$

根据式（3-10）和式（3-11）可得：

$$f' = \frac{n'}{P}, \quad f = -\frac{n}{P}$$

从上式可得折射面的两个焦距与焦度之间的关系为：

$$P = \frac{n'}{f'} = -\frac{n}{f} \qquad (2-13)$$

f 和 f' 是折射面的两个特征量。

有时用焦距 f、f' 来表示近轴区域的单球面折射成像公式，即：

$$\frac{f'}{l'} + \frac{f}{l} = 1 \qquad (3-14)$$

式（3-14）叫作单球面折射成像的高斯公式（Gauss formula）。

物点和像点是共轭点。计算近轴球面折射的共轭点，以折射面的两焦点 F 和 F' 为原点时，按图 3-6 所示，得：

$$l = x + f$$
$$l' = x' + f'$$

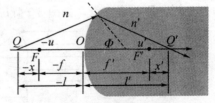

图 3-6 牛顿公式推导

高斯公式变为：

$$\frac{f'}{x' + f'} + \frac{f}{x + f} = 1$$

简化后，变成：

$$xx' = ff' \qquad (3-15)$$

式（3-15）叫作单球面折射成像的牛顿公式（Newton formula）。

式（3-8）、式（3-14）、式（3-15）是等效的，具有相同的含意。

以上各量符号规定：l'、l、f'、f 以折射面顶点 O 为起点，x' 以 F' 为起点，x 以

F 为起点,从左向右为正,反之为负。

在近轴区域,可以利用作图法来确定共轭点、线、面的位置。像的每一点都是由共轭的物点发出的光线通过折射面后的交点——像点。为确定这些像点,必须首先找出这些相交光线的光路。只需要两条光线,就可确定像点。因此,下列三条特征光线中的任意两条就可以确定共轭点的位置,如图 3-7 所示。

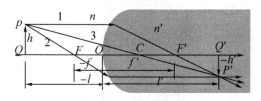

图 3-7 三条特殊光线

1. 物方平行于主光轴的光线,折射后通过像方焦点 F';
2. 通过物方焦点 F 的光线,折射后在像方平行于主光轴;
3. 通过球面球心 C 的光线,不改变方向。

例 2 如图 3-8 所示,圆柱形玻璃棒($n=1.5$)的一端为半径是 2 cm 的凸球面。
(1) 当棒置于空气中时,求在棒的轴线上距离棒端外 8 cm 处的物点的成像位置。
(2) 若将此棒放入水($n=1.33$)中时,物距不变,求像的位置(设棒足够长)。

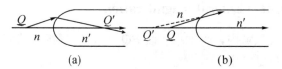

图 3-8 例 2 题图

解:(1) 当棒置于空气中时,$n=1.0$,$n'=1.5$,$r=2$ cm,$l=-8$ cm,代入式(3-8)得:

$$\frac{1.5}{l'}-\frac{1}{-8}=\frac{1.5-1.0}{2}$$

$$l'=12 \ (\text{cm})$$

所成像在棒内轴线上离顶点 12 cm 处,为实像,如图 3-8(a) 所示。

(2) 当棒置于水中时,$n=\dfrac{4}{3}$,$n'=1.5$,$r=2$ cm,$l=-8$ cm,代入式(3-8)得:

$$\frac{1.5}{l'}-\frac{\dfrac{4}{3}}{-8}=\frac{1.5-\dfrac{4}{3}}{2}$$

$$l'=-18 \ (\text{cm})$$

负号表示像点在棒外轴线上离顶点 18 cm 处,形成一虚像,如图 3-8(b) 所示。

例 3 从几何光学的角度来看,人眼可简化为高尔斯特兰简化眼模型。这种模型将人眼成像归结成一个曲率半径为 5.7 mm、介质折射率为 1.333 的单球面折射系统。
(1) 试求这种简化眼的焦点位置和焦度。
(2) 若已知某物在角膜后 24.02 mm 处的视网膜上成像,求该物应放在何处。

解： （1）已知 $n_1 = 1.0$，$n_2 = 1.333$，$r = 5.7$ mm，于是有：

$$f' = \frac{n'}{n'-n}r = \frac{1.333}{1.333-1.0} \times 5.7 = 22.82(\text{mm})$$

$$f = -\frac{n}{n'-n}r = -\frac{1.0}{1.333-1.0} \times 5.7 = -17.12(\text{mm})$$

$$P = \frac{n'-n}{r} = \frac{1.333-1.0}{5.7 \times 10^{-3}} = 58.42(\text{D})$$

（2）已知 $l' = 24.02$ mm，应用高斯公式得：

$$\frac{f'}{l'} + \frac{f}{l} = 1$$

$$\frac{22.82}{24.02} + \frac{-17.12}{l} = 1$$

$$l = -342.7(\text{mm})$$

此题用高斯公式和牛顿公式都可以得到上述结果。

第二节　单折射球面近轴区域的放大率

一、横向放大率（Lateral magnification）

在图 3-9 的近轴区域内，垂轴小线段 $PQ = y$，通过折射球面所成的像 $P'Q' = y'$。在相似 $\triangle PQC$ 和 $\triangle P'Q'C$ 中：

$$\frac{-y'}{y} = \frac{l'-r}{-l+r}$$

根据式（3-8）得到：

$$r = \frac{(n'-n)ll'}{n'l - nl'}$$

将 r 代入上式得到：

$$\frac{y'}{y} = \frac{nl'}{n'l}$$

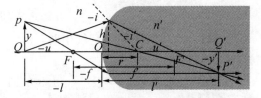

图 3-9　横向放大率

上式中像高 y' 与物高 y 的比值叫作折射面对物 PQ 成像的横向放大率，又叫作垂轴放大率，用 β 表示。

$$\beta = \frac{y'}{y} = \frac{nl'}{n'l} \tag{3-16a}$$

横向放大率与折射率及物距和像距有关。在已知 n、n' 和 l 的情况下，利用式（3-8）算出 l' 后，可由式（3-15）计算出折射面的横向放大率 β。

从图 3-6 可见，$l = x + f$，$l' = x' + f'$，将 l、l' 代入式（3-16a），再结合式（3-12）与式（3-15）得到单折射球面的横向放大率 β 为：

$$\beta = -\frac{f}{x} = -\frac{x'}{f'} \tag{3-16b}$$

二、纵向放大率 (Longitudinal magnification)

如图 3 - 10(a) 所示，如果物体沿主光轴移动一距离 $\mathrm{d}l$，则像沿主光轴有一相应的位移 $\mathrm{d}l'$，比值 $\dfrac{\mathrm{d}l'}{\mathrm{d}l}$ 叫作纵向放大率，又叫作轴向放大率，用 α 表示，即：

$$\alpha = \frac{\mathrm{d}l'}{\mathrm{d}l}$$

在式 （3 - 8） 两边同时对 l'、l 求导得：

$$-\frac{n'\mathrm{d}l'}{l'^2} + \frac{n\mathrm{d}l}{l^2} = 0$$

于是，纵向放大率 α 为：

$$\alpha = \frac{\mathrm{d}l'}{\mathrm{d}l} = \frac{nl'^2}{n'l^2} \tag{3 - 17}$$

式 （3 - 17） 两边同乘以 $\dfrac{n}{n}$，得：

$$\frac{n}{n'}\alpha = (\frac{nl'}{n'l})^2 = \beta^2$$

于是：

$$\alpha = \frac{n'}{n}\beta^2 \tag{3 - 18}$$

上式表明，折射面的纵向放大率 α 恒为正值，这表示物点沿轴向移动时，其像点总以相同的方向沿轴移动。式 （3 - 17） 和式 （3 - 18） 适用于 $\mathrm{d}l \rightarrow 0$ 的情形。

如果物点从 Q_1 沿轴移到 Q_2，则像点从 Q_1' 移到 Q_2'，如图 3 - 10(b) 所示，这时的轴向放大率为：

$$\bar{\alpha} = \frac{l_2' - l_1'}{l_2 - l_1} \tag{3 - 19}$$

对 Q_1 和 Q_2 两点分别用式 （3 - 8），得到：

$$\frac{n'}{l_2'} - \frac{n}{l} = \frac{n' - n}{r} = \frac{n'}{l_1'} - \frac{n}{l}$$

移项后得：

$$\frac{l_2' - l_1'}{l_2 - l_1} = \frac{n}{n'}\frac{l_1'l_2'}{l_1l_2} = \frac{n'}{n}\frac{n^2l_1'l_2'}{n'^2l_1l_2} = \frac{n'}{n}\beta_1\beta_2$$

$$\bar{\alpha} = \frac{l_2' - l_1'}{l_2 - l_1} = \frac{n'}{n}\beta_1\beta_2 \tag{3 - 20}$$

$\beta_1 = \dfrac{nl_1'}{n'l_1}$，是物体处于 Q_1 时折射面对物体的横向放大率；$\beta_2 = \dfrac{nl_2'}{n'l_2}$，是物体处于 Q_2 时折射面对物体的横向放大率。

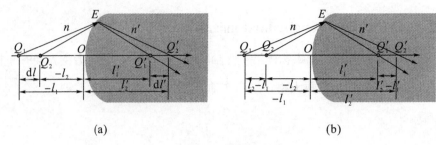

(a)   (b)

图 3-10   纵向放大率

三、角放大率（Angular magnification）

如图 3-11 所示，在近轴区域，像方的折射光线和主光轴的夹角 u' 与其在物方的共轭光线和主光轴的夹角 u 的比值叫作折射面对共轭点 Q 和 Q' 的角放大率，用 γ 表示。

$$\gamma = \frac{u'}{u} \qquad (3-21)$$

从图 3-11 可见，$h = lu = l'u'$，式（3-21）可写成：

$$\gamma = \frac{l}{l'} \qquad (3-22)$$

和式（3-15）相比，得到：

$$\gamma = \frac{n}{n'}\frac{1}{\beta} \qquad (3-23)$$

式（3-23）表明，横向放大率与角放大率成反比。就是说，球形折射面获得给定的放大像时，相应的角放大率必然较小。

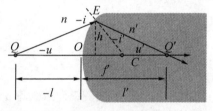

图 3-11   角放大率

由式（3-18）和式（3-23）可得到三个放大率之间的关系：

$$\alpha\gamma = \beta \qquad (3-24)$$

四、物像方不变式

将 $\dfrac{l}{l'} = \dfrac{u'}{u}$ 代入式（3-15），得

$$\frac{y'}{y} = \frac{nu}{n'u'}$$

或：

$$nuy = n'u'y' \qquad (3-25)$$

式（3-25）表示，光学系统在近轴区域成像时，物方折射率 n 与光线与主光轴的夹角 u 以及物高 y 三者的乘积 nuy 等于像方折射率 n' 与角 u 的共轭角 u' 及像高 y' 三者的乘积 $n'u'y'$。nuy 或 $n'u'y'$ 叫作物像方不变量，又称为拉格朗日－赫姆霍兹不变量，简称为拉赫不变量。式（3-25）叫作物像方不变式或拉赫不变式，给出了物方和像方在近轴区域的各共轭量之间的关系。

第三节 共轴球面系统

由曲率中心在同一直线上的两个或两个以上的球面组成的光学系统称为共轴球面系统（coaxial spherical system），简称为共轴系统。诸中心所在的直线称为系统的主光轴（principal optic axis）。共轴球面系统是最简单的一种球面组合，也是复杂光学系统的基本组元。

光通过共轴球面系统成像，取决于光依次在组成系统的每个球面上的折射和反射的结果。在成像过程中，前一折射面所成的像（$P_1'Q_1'$）作为相邻后一折射面的物（P_2Q_2）。在近轴区域，只要物方是同心光束，经共轴系统后，光束仍为同心光束，即共轴球面系统对近轴区域的物能成完善的像。系统最后一个折射面所成的像就是系统所成的像。

一、共轴球面系统的结构参量

共轴球面系统的各折射面的曲率中心分别为 $C_1,C_2,C_3,\cdots,C_k$，曲率半径分别为 $r_1,r_2,r_3,\cdots,r_k$。各折射面间的介质折射率分别为 $n_1,n_2,n_3,\cdots,n_{k+1}$，其中 n_1 是第一个折射面前面的折射率，n_{k+1} 是最后一个折射面后的折射率。各相邻球面顶点之间的距离分别为 $d_1,d_2,d_3,\cdots,d_{k-1}$，其中 d_1 是第一个折射面顶点至第二个折射面顶点之间的间隔，d_2 是第二个折射面顶点至第三个折射面顶点之间的间隔，其余依次类推。

二、共轴球面系统过渡公式

如图 3-12 所示，设系统有 k 个折射面，第一折射面的像方是第二折射面的物方。就是说，物高为 y 的物体 PQ 以孔径角为 u_1 的光束经第一折射面成像后，其像 $P_1'Q_1'$ 就是第二折射面的物 P_2Q_2，其像方孔径角 u_1' 与第二折射面的物方孔径角 u_2 相等，其像方折射率 n_1' 就是第二折射面的物方折射率 n_2，对于第二面和第三面之间，第三面和第四面之间都有这种关系，依次类推。共轴球面系统各参量之间的关系为：

$$\left.\begin{array}{l} n_2 = n_1', n_3 = n_2', \cdots, n_k = n_{k-1}' \\ u_2 = u_1', u_3 = u_2', \cdots, u_k = u_{k-1}' \\ y_2 = y_1', y_3 = y_2', \cdots, y_k = y_{k-1}' \end{array}\right\} \tag{3-26}$$

式（3-26）叫作共轴球面系统的折射率、孔径角以及物高-像高的过渡公式。

共轴球面系统中各折射面物距如图 3-12 所示。

$$l_2 = l_1' - d_1, l_3 = l_2' - d_2, \cdots, l_k = l_{k-1}' - d_{k-1} \tag{3-27}$$

式（3-27）叫作物距过渡公式。

式（3-26）和式（3-27）适用于任何折射系统，既可用于近轴光线，也可用于远轴光线。

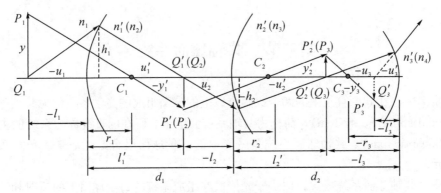

图 3-12　共轴球面

共轴系统中各折射面的入射高度为 $h_1, h_2, h_3, \cdots, h_k$。从图 3-12 中可见，在近轴区域：

$$h_1 = l_1 u_1 = l'_1 u'_1, h_2 = l_2 u_2 = l'_2 u'_2, \cdots, h_k = l_k u_k = l'_k u'_k \qquad (3-28)$$

将各折射面的物距代入式（3-28），得到：

$$h_2 = h_1 - d_1 u'_1 h_3 = h_2 - d_2 u'_2, \cdots, h_k = h_{k-1} - d_{k-1} u'_{k-1} \qquad (3-29)$$

式（3-29）为入射高度 h 的过渡公式，只用于近轴光线。

利用上述各过渡公式，可以解决整个光学系统的任何光线的光路计算问题。

三、共轴球面系统的拉赫不变量

根据式（3-25），对每一个折射面都可以写出拉赫不变式：

$$n_1 u_1 y_1 = n'_1 u'_1 y'_1, n_2 u_2 y_2 = n'_2 u'_2 y'_2, \cdots, n_k u_k y_k = n'_k u'_k y'_k$$

根据式（3-26）的关系可得：

$$n_1 u_1 y_1 = n_2 u_2 y_2 = \cdots = n_k u_k y_k = 常量 \qquad (3-30)$$

式（3-30）表示，在任一给定共轴球面系统中，对于给定的物，nuy 为常量，该常量叫作共轴球面系统的拉赫不变量。式（3-30）叫作共轴球面系统的拉赫不变式。此式可用来作为两条近轴光线光路计算的校对公式。拉赫不变量 nuy 的大小决定系统对物体成像范围的大小，这是设计光学仪器时必须考虑的问题。

四、共轴球面系统的放大率

共轴球面系统的最后一个折射面成的像就是整个光学系统所成的像 y'_k，其横向放大率 β 为：

$$\beta = \frac{y'_k}{y_1} = \frac{y'_1}{y_1} \frac{y'_2}{y_2} \cdots \frac{y'_k}{y_k} = \beta_1 \beta_2 \cdots \beta_k \qquad (3-31)$$

式中，β_1 是系统第一个折射面的横向放大率，

β_2 是系统第二个折射面的横向放大率，β_k 是系统第 k 个折射面的横向放大率。

式（3-31）表示，共轴球面系统的横向放大率等于各折射面的横向放大率的乘积。用物距和像距表示横向放大率时，β 为：

$$\beta = \frac{n_1 l'_1}{n'_1 l_1} \frac{n_2 l'_2}{n'_2 l_2} \cdots \frac{n_k l'_k}{n'_k l_k} = \frac{n_1}{n'_k} \frac{l'_1 l'_2 \cdots l'_k}{l_1 l_2 \cdots l_k} \qquad (3-32a)$$

或者将式（3-21）中的 γ 代入式（3-23），可得：

$$\beta = \frac{n_1 u_1}{n_1' u_k'} \tag{3-32b}$$

在式（3-27）两边同时对 l'、l 求导，得：

$$dl_2 = dl_1', dl_3 = dl_2', \cdots, dl_k = dl_{k-1}'$$

共轴球面系统的纵向放大率为：

$$\alpha = \frac{dl_k'}{dl_1} = \frac{dl_1'}{dl_1} \times \frac{dl_2'}{dl_2} \times \cdots \times \frac{dl_k'}{dl_k} = \alpha_1 \alpha_2 \cdots \alpha_k \tag{3-33}$$

式中，α_1 是系统第一个折射面的纵向放大率，α_2 是系统第二个折射面的纵向放大率，α_k 是系统第 k 个折射面的纵向放大率。

把式（3-18）代入式（3-33），得到：

$$\alpha = \frac{n_1'}{n_1}\beta_1^2 \times \frac{n_2'}{n_2}\beta_2^2 \times \cdots \times \frac{n_k'}{n_k}\beta_k^2 \tag{3-34a}$$

于是：

$$\alpha = \frac{n_k'}{n_1}(\beta_1^2 \beta_2^2 \cdots \beta_k^2) = \frac{n_k'}{n_1}\beta^2 \tag{3-34b}$$

共轴球面系统的角放大率 γ 为：

$$\gamma = \frac{u_k'}{u_1} = \frac{u_1'}{u_1} \times \frac{u_2'}{u_2} \times \cdots \times \frac{u_k'}{u_k} = \gamma_1 \gamma_2 \cdots \gamma_k \tag{3-35}$$

把式（3-23）代入式（3-35），得：

$$\gamma = \frac{n_1}{n_1'}\frac{1}{\beta_1} \times \frac{n_2}{n_2'}\frac{1}{\beta_2} \times \cdots \times \frac{n_k}{n_k'}\frac{1}{\beta_k} = \frac{n_1}{n_k'}\frac{1}{\beta_1 \beta_2 \cdots \beta_k} = \frac{n_1}{n_k'}\frac{1}{\beta} \tag{3-36}$$

共轴球面系统的三个放大率之间的关系为：

$$\alpha\gamma = \frac{n_k'}{n_1}\beta^2 \times \frac{n_1}{n_k'}\frac{1}{\beta} = \beta \tag{3-37}$$

共轴球面系统的三种放大率 α、β、γ 与单球面的 α、β、γ 完全一致。实际上，单球面是 $k=1$ 的情形。

当物体在共轴球面系统中的位置、高度和光线与光轴的夹角已知时，根据拉赫不变式，就能研究给定物体经过每一个折射面后成像的位置和大小。

例4 一玻璃球的半径为 R，当平行光线入射到玻璃球上后会聚点刚好落在球的后表面上，求玻璃球的折射率。如果在球的前表面前 $3R$ 处放一物体，求经过玻璃球后成的像的位置以及横向放大率 β、纵向放大率 α 和角放大率 γ。

解：如图 3-13(a) 所示，根据单球面折射成像公式：

$$\frac{n'}{l'} - \frac{n}{l} = \frac{n'-n}{r}$$

得到：

$$\frac{n'}{2R} - \frac{1.0}{\infty} = \frac{n'-1.0}{R}$$

$$n' = 2.0$$

如图 3-13(b) 所示，物体在球的前表面前 $3R$ 处时，对第一折射面应用单球面公式：

$$l_1 = -3R$$

$$\frac{2.0}{l_1'} - \frac{1.0}{-3R} = \frac{2.0 - 1.0}{R}$$

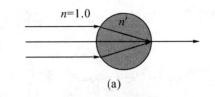

(a)

得到：

$$l_1' = 3R$$

对第二折射面应用单球面公式：

$$l_2 = R$$

$$\frac{1.0}{l_2'} - \frac{2.0}{R} = \frac{1.0 - 2.0}{-R}$$

$$l_2' = \frac{R}{3}$$

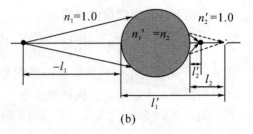

(b)

图 3 - 13　例 4 题图

如图 3 - 13 所示，$n_2 = n_1' = 2.0$，$n_2' = n_1 = 1.0$，$l_1 = -l_1' = -3R$，$l_2 = R$，$l_2' = \frac{R}{3}$。

第一折射面的横向放大率 β_1：

$$\beta_1 = \frac{n_1 l_1'}{n_1' l_1} = \frac{1.0 \times 3R}{2.0 \times (-3R)} = -\frac{1}{2}$$

第二折射面的横向放大率 β_2：

$$\beta_2 = \frac{n_2 l_2'}{n_2' l_2} = \frac{2.0 \times \dfrac{R}{3}}{1.0 \times R} = \frac{2}{3}$$

总横向放大率 β：

$$\beta = \beta_1 \beta_2 = \left(-\frac{1}{2}\right) \times \frac{2}{3} = -\frac{1}{3}$$

纵向放大率 α：

$$\alpha = \frac{n_1'}{n_1} \beta_1^2 \frac{n_2'}{n_2} \beta_2^2 = \beta_1^2 \beta_2^2 = \left(-\frac{1}{2}\right)^2 \left(\frac{2}{3}\right)^2 = \frac{1}{9}$$

球的角放大率 γ：

$$\gamma = \frac{n_1}{n_2'} \frac{1}{\beta_1 \beta_2} = \frac{1}{\left(-\dfrac{1}{2}\right) \times \left(\dfrac{2}{3}\right)} = -3$$

第四节　球面反射镜

　　将单折射球面变为反射球面就成了球面反射镜（spherical mirror），简称为球面镜。球面反射镜是光学系统中的重要光学元件。反射镜包括凹面镜（concave mirror）和凸面镜（convex mirror）。

一、反射镜的物像关系

　　将单球面折射成像公式推广到球面反射的情形。反射时，反射线返回到原介质，如

图 3-14 所示。将 $n' = -n$ 代入单球面折射成像公式（3-8）中，就得到球面反射镜的物像之间的关系公式。

$$\frac{1}{l'} + \frac{1}{l} = \frac{2}{r} \tag{3-38}$$

由式（3-38）得到反射镜的光焦度 P 为：

$$P = \frac{2n}{r} \tag{3-39}$$

在国际单位（SI）中，光焦度的单位为屈光度（D）。

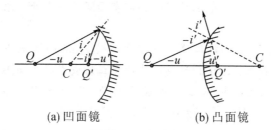

(a) 凹面镜　　　　　　　(b) 凸面镜

图 3-14　反射镜

根据焦点和焦距的定义得到反射镜的焦距为：

$$f' = f = \frac{r}{2} \tag{3-40}$$

从式（3-40）可见，球面反射镜的两焦点重合在一起。凹面镜的焦点为实焦点，对光线有会聚作用，凸面镜的焦点为虚焦点，对光线具有发散作用，如图 3-15 所示。

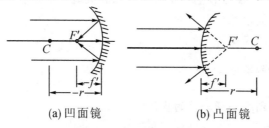

(a) 凹面镜　　　　　　　(b) 凸面镜

图 3-15　反射镜的焦点

二、放大率

将 $n' = -n$ 代入式（3-15）、式（3-20）、式（3-23）可得到球面反射镜的三种放大率公式。

$$\left. \begin{aligned} \beta &= -\frac{l'}{l} \\ \alpha &= -\beta^2 \\ \gamma &= -\frac{1}{\beta} \end{aligned} \right\} \tag{3-41}$$

从式（3-41）可见，球面反射镜的纵向放大率永为负值。当物体沿光轴移动时，像总是以相反方向沿轴移动。但是在偶数次反射时，纵向放大率为正。

当物体处于球面反射镜的球心时，$l = l' = r$，可得球心处的放大率为：

$$\beta = -1, \alpha = -1, \gamma = 1$$

此时，光线的入射角 $i = i' = 0$，反射光线与入射光线之间的夹角为 π。

将 $n' = -n$ 代入式（3-25），可得球面反射镜的拉赫不变量。

$$uy = -u'y' \qquad\qquad (3-42)$$

习 题

1. 有一直径为 100 mm、折射率为 1.5 的抛光玻璃球。在视线方向可见球内有两个气泡。一个位于球心处，另一个位于球心和前表面间的一半处。求两个气泡在球内的实际位置。

2. 有一折射率为 1.54 的玻璃棒，一端为 $r = 30$ mm 的抛光凸球面，另一端为磨砂平面。试求无限远处物体通过球面形成的清晰像正好成在磨砂面上时棒的长度。

3. 有一高为 18 mm 的物体位于折射球面前 180 mm 处，球面半径 $r = 30$ mm，$n = 1.0$，$n' = 1.52$。求像的位置、大小、正倒和虚实。

4. 一折射球面，其像方焦距和物方焦距分别为 180 mm 和 -150 mm，物方的介质是折射率为 $\frac{4}{3}$ 的水。求像方的折射率和折射面的曲率半径。

5. 人眼的角膜可认为是曲率半径 $r = 7.8$ mm 的折射球面，其后是 $n = \frac{4}{3}$ 的液体。如果看起来瞳孔在角膜后 3.6 mm 处，且直径为 4 mm，求瞳孔的实际位置和直径。

6. 实物位于曲率半径为 r 的凹面镜前什么位置时，可得：

(1) 放大到 4 倍的实像。

(2) 放大到 4 倍的虚像。

(3) 缩小到 $\frac{1}{4}$ 倍的实像。

(4) 是否可能得到缩小到 $\frac{1}{4}$ 倍的虚像？

7. 一凸球面镜的曲率半径为 250 mm，在它前面 600 mm 处放置一高为 10 mm 的物体。求像的位置和大小。

8. 曲率半径为 200 mm 的凹面镜前 1 m 处，有一高度为 40 mm 的物体，求像的位置和大小，并说明其正倒和虚实。

9. 一球面镜对其前面 200 mm 处的物体成缩小一半的虚像，求其曲率半径。

（王将栏　张益珍　刘陇黔）

第四章 理想光学系统

一个能使任何同心光束保持同心性的光学系统叫作理想光学系统（the Gauss system）。理想光学系统成像特性要求物方的每个同心光束对应着像方的一个同心光束。在均匀透明介质中，除平面反射镜具有理想光学系统的性质外，任何实际光学系统都不能绝对完善成像。在共轴球面系统中，只有近轴区域对有限大小的平面物体可以近似成完善的像。在研究实际光学系统成像问题时，常常利用理想光学系统成像特性来比较和估计实际光学系统的成像质量。共轴理想光学系统的理论是高斯（Gauss）在 1841 年建立的重要光学理论。因此，把理想光学系统理论叫作高斯光学。

第一节 理想光学系统的性质

在高斯光学中，理想光学系统处在均匀光学介质中，物方光线和像方光线都是直线，物方一点在像方仍为一点。

一、理想光学系统的性质

（1）物方每个点对应像方一点，对应点叫作共轭点。
（2）物方每条直线对应像方一条直线，对应直线叫作共轭线。
（3）物方每个平面对应像方一个平面，对应平面叫作共轭面。
物方和像方之间的这种点点、线线、面面的对应关系叫作共线变换或共线成像。理想光学系统理论是一种几何理论，研究的是共线变换的几何性质。

二、轴对称理想光学系统的性质

（1）光轴上任何一点的共轭点仍在光轴上。
（2）任何垂直于光轴的平面其共轭面仍与光轴垂直。
（3）像方中每束同心光束在物方中对应一共轭的同心光束。
根据理想光学系统成像的性质，如果物方有一条平行于光轴的光线入射到光学系统，则在像方必有一条光线与之相共轭从光学系统射出。光学系统不同，出射光线可能平行于主光轴，也可能与主光轴相交。因而，根据出射光线是平行的还是相交的，把光学系统分为望远系统和有限焦距系统。

如果物方平行于主光轴的一条光线入射到光学系统，在像方与之相共轭的一条光线平行于主光轴射出，这样的光学系统叫作望远系统。如果物方平行于主光轴的一条光线入射到光学系统，在像方与之相共轭的一条光线交于主光轴射出，这样的光学系统叫作有限焦距系统。

第二节　共轴理想光学系统的基点和基面

当把光学系统作为一个整体，而不是逐一地研究每一个折射面时，可以用光学系统的几个特别点和面来表示理想光学系统在成像上的性质。系统的几个特别点是焦点、主点和节点，这些点统称为系统的基点。系统的几个特别面是焦平面、主平面和节平面，这些面叫作系统的基面。不管理想光学系统的具体结构如何，只要得知系统的基点和基面，就可用高斯公式或牛顿公式计算系统共轭点的位置和成像的放大率。

一、焦点和焦平面（Focal points and focal planes）

物方平行于系统的主光轴的光线经系统后在系统的像方交于主光轴上一点 F'，交点 F' 叫作像方焦点或第二焦点。像方焦点 F' 与物方光轴上在无限远处的物点共轭。通过 F' 作垂直于主光轴的平面叫作像方焦平面或第二焦平面，如图 4-1(a) 所示。像方焦平面与物方在无限远处的物平面共轭。

像方平行于系统的主光轴的光束，在系统的物方所对应的点 F 叫作物方焦点或第一焦点。物方焦点 F 与像方主光轴上无限远处的像点共轭。通过物方焦点 F 作垂直于主光轴的平面叫作物方焦平面或第一焦平面，如图 4-1(b) 所示。物方焦平面与像方无限远处的像平面共轭。中心在焦点处的同心光束，其共轭光束是与主光轴平行的光束，如图 4-1(a、b) 所示。中心在焦平面上的同心光束，其共轭光束是平行光束，如图 4-1(c、d) 所示。

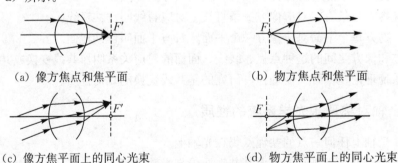

(a) 像方焦点和焦平面　　　　　　　(b) 物方焦点和焦平面

(c) 像方焦平面上的同心光束　　　　(d) 物方焦平面上的同心光束

图 4-1　焦点和焦平面

二、主点和主平面（Principal points and principal planes）

如图 4-2(a) 所示，作通过物方焦点 F 的光线的延长线，将像方相应的平行于主光轴的光线反方向延长，两延长线（虚线）交于 M 点，通过 M 点作垂直于主光轴的平面 MH，平面 MH 称为光学系统的物方主平面或第一主平面。系统物方主平面 MH 与

主光轴的交点 H 叫作系统物方主点或第一主点。

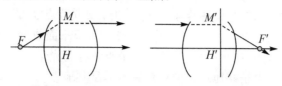

（a）物方主点和主平面　　（b）像方主点和主平面

图 4－2　主点和主平面

如图 4－2(b) 所示，作物方平行于光轴的光线的延长线，同时将通过像方焦点 F' 的相应光线向反方向延长，此两延长线（虚线）交于 M' 点。通过 M' 点作垂直于主光轴的平面 $M'H'$，平面 $M'H'$ 叫作系统像方主平面或第二主平面。系统像方主平面与主光轴的交点 H' 叫作系统像方主点或第二主点。

系统对通过物方焦点 F 处的光线产生的多次折射，等效于物方主平面对同一光线产生的偏折。系统像方主平面对通过像方焦点 F' 的光线所产生的偏折，与整个系统对同一光线产生的多次折射等效，如图 4－3 所示。

通过主平面，可以把系统对实际光线的多次折射和反射简化为一次偏折，

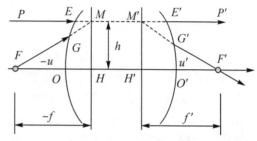

图 4－3　光学系统的焦距

或者说，由主平面的一次偏折代替了系统的多次实际折射和反射。

对同一光学系统，物方主平面上任一点 M，它是光线 PE 和光线 FG 的交点，经系统后，此两光线的共轭线分别是 $G'F'$ 和 $E'P'$，并交于 M' 点，M 和 M' 是共轭点。M' 在像方的主平面上，$MH = M'H' = h$，即 $\beta = 1$。于是，系统中横向放大率为 1 的两个垂轴共轭平面叫作系统的主平面。就是说，在一个主平面上的任一线段以相同大小、相同方向成像在另一主平面上，如图 4－3 所示。

物方主点 H 到物方焦点 F 的距离 FH 叫作光学系统物方焦距或第一焦距，用 f 表示。像方主点 H' 到像方焦点 F' 的距离 $F'H'$ 叫作光学系统像方焦距或第二焦距，用 f' 表示，如图 4－3 所示。焦距的符号规定：f' 以 H' 为起点，f 以 H 为起点，从左向右为正，反之为负。

光学系统的两焦点和两主点是表示光学系统性质的必需的基点。

三、节点和节平面（nodal points and nodal planes）

如图 4－4 所示，光学系统光轴上的角放大率 $\gamma = 1$ 的两个共轭点叫作系统的节点，用 J、J' 表示。J 为物方节点或第一节点，J' 为像方节点或第二节点。通过节点的共轭光线不改变光线的传播方向。所有入射到物方节点 J 的光线都通过像方节点 J' 沿

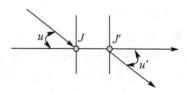

图 4－4　节点和节平面

原方向射出，出射光线与光轴的夹角 u' 等于相应的入射光线与光轴的夹角 u。

通过节点垂直于光轴的平面叫作节平面。通过物方节点 J 的节平面叫作物方节平面或第一节平面。通过像方节点 J' 的节平面叫作像方节平面或第二节平面。

光学系统中的一对焦点、一对主点和一对节点统称为光学系统的三对基点。一对主点是共轭点，一对节点也是共轭点，但一对焦点不是共轭点。

第三节　理想光学系统的物像关系

在一个光学系统中，给出了主点和焦点后求物和像的关系，既可以用作图的方法，也可以用公式计算。

一、图解法求物像关系

根据理想光学系统主点和焦点的性质，已知物方任意位置的点、线和面，用作图的方法，求出共轭的点、线和面的位置的方法叫作图解法。

在理想成像的情况下，从物方一点发出一同心光束经系统折射后，必然交于一点。只要找到由物方发出的三条特殊光线中的任意两条光线在像方的共轭光线，它们的交点就是该物点的像，如图 4-5 所示。三条特殊光线是：

（1）经物方焦点 F 入射的光线①，在系统物方主平面处偏折后的出射光线平行于主光轴。

（2）平行于主光轴入射的光线②，在系统像方主平面处偏折后的出射光线通过像方焦点 F'。

（3）以一定角度入射到系统物方节点 J 的光线③，以相同的角度从像方节点 J' 射出，不改变光线传播方向。

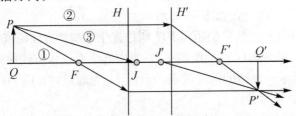

图 4-5　通过系统的三条特殊光线

当物点位于光轴或入射光线以任意角度入射到光学系统时，利用焦平面的性质可求其共轭线。在图 4-6 中，入射光线 QB 以任意角度入射到光学系统，要找 QB 经系统后的出射方向，可以有两种方法。一种方法是通过物方焦平面作辅助线［图 4-6（a）］，因为 QB 光线要通过物方焦平面上的 R 点，可以认为这条光线是从 R 处发出的光束中的一条。从 R 处引出一条和主光轴平行的辅助线 RC，辅助线 RC 通过光学系统后，在系统的像方主平面折射后，通过像方焦点 F'。这条光线的方向就是光线 QB 经系统折射后的方向。因此，QB 光线在像方的共轭线 $B'Q'$ 平行于 RC 的共轭线 $C'F'$ 并交于主光

轴的 Q' 点。Q' 点就是物点 Q 的像点。另一种方法是通过物方焦点作辅助线 [图 4-6 (b)]，通过物方焦点 F 作一条与 QB 平行的辅助光线 FA，FA 与 QB 平行，经系统折射后在像方焦平面上 D 点会聚。因为 FA 通过物方焦点 F，经系统后平行于主光轴。QB 的共轭光线 $B'Q'$ 通过 D 点交于主光轴的 Q' 点，Q' 点就是物点 Q 的像点。

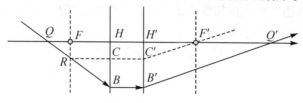

（a）通过物方焦平面作辅助线

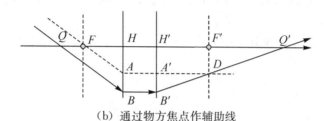

（b）通过物方焦点作辅助线

图 4-6 任意光线成像

二、解析法求物像关系

应用公式计算得到图像位置的方法称为解析法。当系统的两焦点 F、F' 和两主点 H、H' 已知时，可以图像法求出垂直于系统光轴上的线段 PQ 的像 $P'Q'$。如图 4-7 所示，从线段（物）PQ 上的 P 点作一平行于主光轴的光线 PM，它与系统物方主平面的交点 M 距光轴的距离为 $MH = h_1 = y$。由于两主面共

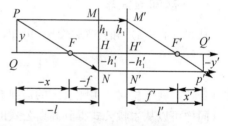

图 4-7 解析法求像

轭，且 $\beta = 1$，所以在像方与光线 PM 对应的光线 $M'P'$，不但通过系统像方焦点 F'，而且也通过系统像方主平面上与 M 等高的点 M'。M、M' 是一对共轭点。从同一物点 P 作出通过系统物方焦点 F 的光线 PN，与物方主平面的交点 N 距光轴为 $h_1' = y'$。根据主平面的性质，PN 光线在像方的共轭光线应为平行于主光轴的光线 $N'P'$。光线 $N'P'$ 与光线 $M'P'$ 的交点 P' 就是物点 P 经过共轴理想光学系统的像点。

在图 4-7 中，$\triangle PQF$ 和 $\triangle NHF$ 是相似三角形，得到：

$$\frac{-y'}{y} = \frac{-f}{-x} \tag{4-1a}$$

$\triangle P'Q'F'$ 和 $\triangle M'H'F'$ 也是相似三角形，得到：

$$\frac{-y'}{y} = \frac{x'}{f'} \tag{4-1b}$$

从式（4-1a）和式（4-1b），得：

$$\frac{y'}{y} = -\frac{f}{x} = -\frac{x'}{f'} \tag{4-2a}$$

或：

$$xx' = ff' \tag{4-2b}$$

式（4-2b）是以焦点为原点的物像关系公式，叫作共轴理想光学系统的牛顿公式。

将 $x = l - f$，$x' = l' - f'$ 代入式（4-2b）：

$$(l-f)(l'-f') = ff'$$

整理后得到：

$$\frac{f'}{l'} + \frac{f}{l} = 1 \tag{4-3}$$

式（4-3）叫作共轴理想光学系统的高斯公式，与单球面高斯公式具有相同的形式。这个公式所用的原点是系统的两主点。

如果共轴理想光学系统处于空气中，$n = n' = 1$，$f' = -f$，式（4-3）变为：

$$\frac{1}{l'} - \frac{1}{l} = \frac{1}{f'} \tag{4-4}$$

第四节　理想光学系统的放大率

一、横向放大率

从式（4-1a）和式（4-1b）可知，理想光学系统的横向放大率 β 为：

$$\beta = \frac{y'}{y} = -\frac{f}{x} = -\frac{x'}{f'} \tag{4-5}$$

式（4-5）就是相对于牛顿公式的横向放大率。

同样可以从牛顿公式得到高斯公式的横向放大率。由牛顿公式 $xx' = ff'$ 得到：

$$x' = \frac{ff'}{x}$$

在上式的两边同时加上 f'，得到：

$$x' + f' = \frac{ff'}{x} + f' = \frac{f'}{x}(f + x)$$

由图 4-7 可知，$x' + f' = l'$，$x + f = l$，代入上式得到：

$$\frac{f'}{x} = \frac{l'}{l}$$

$$x = \frac{f'}{l'}l$$

$$\beta = \frac{y'}{y} = -\frac{f}{x} = -\frac{f}{\frac{f'}{l'}l} = -\frac{fl'}{f'l} \tag{4-6}$$

式（4-6）叫作高斯公式的横向放大率。

根据共轴球面系统近轴区域光线成像的横向放大率 $\beta = \dfrac{nl'}{n'l}$ 可得到系统物方和像方焦距的关系。

$$-\frac{fl'}{f'l} = \frac{nl'}{n'l}$$

$$\frac{f}{f'} = -\frac{n}{n'} \tag{4-7}$$

式（4-7）表明，一个光学系统的像方焦距 f' 和物方焦距 f 之比等于像方介质折射率 n' 与物方介质折射率 n 之比的负值。当 $n' = n$ 时，光学系统处于同种介质中，两焦距的关系为：

$$\frac{f}{f'} = -\frac{n}{n'} = -1$$

$$f' = -f$$

牛顿公式变为：

$$xx' = -f'^2 = -f^2 \tag{4-8}$$

高斯公式变为：

$$\frac{1}{l'} - \frac{1}{l} = \frac{1}{f'} \tag{4-9}$$

横向放大率为：

$$\beta = \frac{nl'}{n'l} = \frac{l'}{l} \tag{4-10}$$

常用的光学系统位于空气中，$n = 1$，两焦距相等，但符号相反，即 $f' = -f$。

二、纵向放大率

当物体沿主光轴方向移动 $\mathrm{d}l = \mathrm{d}x$ 时，光学系统所成的像相应地沿轴移动 $\mathrm{d}l' = \mathrm{d}x'$，系统的纵向放大率为：

$$\alpha = \frac{\mathrm{d}l'}{\mathrm{d}l} = \frac{\mathrm{d}x'}{\mathrm{d}x} \tag{4-11}$$

对牛顿公式 $xx' = ff'$ 进行微分，得：

$$x'\mathrm{d}x + x\mathrm{d}x' = 0$$

$$\alpha = \frac{\mathrm{d}x'}{\mathrm{d}x} = -\frac{x'}{x} = -\left(-\frac{f}{x}\right)\left(-\frac{x'}{f'}\right)\frac{f'}{f} = -\beta^2 \frac{f'}{f} = \frac{n'}{n}\beta^2$$

$$\alpha = \frac{n'}{n}\beta^2 \tag{4-12}$$

光学系统处于同种介质中时，$n' = n$，可得：

$$\alpha = \beta^2 \tag{4-13}$$

如果物体沿轴向从 x_1 点移到 x_2 点，则像从 x_1' 点移到 x_2' 点。此时系统的纵向放大率用 $\bar{\alpha}$ 表示，即：

$$\bar{\alpha} = \frac{\Delta x'}{\Delta x} = \frac{x_2' - x_1'}{x_2 - x_1} \tag{4-14a}$$

或：

$$\bar{\alpha} = \frac{\Delta l'}{\Delta l} = \frac{l_2' - l_1'}{l_2 - l_1} \tag{4-14b}$$

式中，$\Delta l = \Delta x$ 为物体沿光轴的移动量，$\Delta l' = \Delta x'$ 为像沿光轴的移动量。由式（4-5）可得：

$$x_2' = -\beta_2 f', \quad x_2 = -\frac{f}{\beta_2}$$

$$x_1' = -\beta_1 f', \quad x_1 = -\frac{f}{\beta_1}$$

代入式（4-14）得：

$$\bar{\alpha} = \frac{x_2' - x_1'}{x_2 - x_1} = -\beta_1 \beta_2 \frac{f'}{f} = \frac{n'}{n} \beta_1 \beta_2$$

$$\bar{\alpha} = \frac{n'}{n} \beta_1 \beta_2 \tag{4-15}$$

如果光学系统在同一介质中，$n' = n$，可得：

$$\bar{\alpha} = \beta_1 \beta_2 \tag{4-16}$$

三、角放大率

光学系统像方的光线 $R'Q'$ 和主光轴的夹角 u' 的正切，与其在物方共轭光线 QR 和主光轴的夹角 u 的正切的比值叫作理想光学系统共轭线段 PQ 和 $P'Q'$ 的角放大率（图4-8）。

$$\gamma = \frac{\tan u'}{\tan u} \tag{4-17}$$

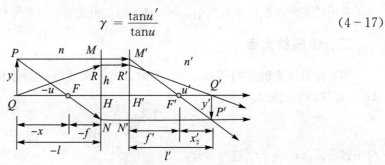

图4-8　角放大率

从图4-8可见：

$$\tan u = \frac{h}{l}, \quad \tan u' = \frac{h}{l'}$$

代入式（4-17），得：

$$\gamma = \frac{l}{l'} \tag{4-18a}$$

将式（4-18a）变为：

$$\gamma = \frac{l f'}{l' f} \frac{f}{f'} = \frac{n}{n'} \frac{1}{\beta} \tag{4-18b}$$

如果在同种介质中，$n' = n$，可得：

$$\gamma = \frac{1}{\beta} \qquad\qquad (4-19a)$$

或：

$$\gamma\beta = 1 \qquad\qquad (4-19b)$$

式（4-19a）表明，同一共轭平面的角放大率 γ 与横向放大率 β 互为倒数。如果 $|\beta| > 1$，则像方成像光束比物方的共轭光束细，这是因为角放大率 $|\gamma| < 1$ 的缘故。反之，缩小的像是以较宽的光束形成的。

由于 $\beta = -\dfrac{f}{x} = -\dfrac{x'}{f'}$，则：

$$\gamma = \frac{1}{\beta} = -\frac{x}{f} = -\frac{f'}{x'} \qquad\qquad (4-20)$$

式（4-20）说明，角放大率与角 u 和 u' 的大小无关，只随物体的位置变化而变化。因此，可用物像位置直接求系统的角放大率。

根据前面的讨论，由式（4-10）、式（4-12）、式（4-18b）可得到理想光学系统三个放大率之间的关系。

$$\alpha\gamma = \frac{n'}{n}\beta^2 \times \frac{n}{n'\beta} = \beta \qquad\qquad (4-21)$$

四、几对特殊共轭面的放大率

根据前面讨论的放大率公式，可以很容易求得理想光学系统共轭面上的放大率。在物方焦平面上的 $x = 0$，而在像方的共轭面上的 $x' = \dfrac{ff'}{x} = \infty$，得到物方焦平面与像方共轭面的放大率。

$$\left.\begin{array}{l} \beta_F = -\dfrac{f}{x} = -\dfrac{x'}{f'} = \infty \\[2mm] \alpha_F = \dfrac{n'}{n}\beta^2 = \infty \\[2mm] \gamma_F = \dfrac{n}{n'\beta} = 0 \end{array}\right\} \qquad (4-22)$$

横向放大率等于无限大，表示物方焦平面上的有限线段经系统成像为一无限长的线段成在无限远处。纵向放大率等于无限大，表示当物点在物方焦点附近有微小位移时，对应于它的像有无限大的位移。角放大率等于零，表示从物方焦点发出的与光轴成有限大小的夹角的光线，经系统后的共轭光线与主光轴的夹角等于零，即光线平行于主光轴射出。

同样，在像方焦平面上的 $x' = 0$，而在物方的共轭面上的 $x = \dfrac{ff'}{x'} = \infty$，得到像方焦平面与物方共轭面的放大率。

$$\left.\begin{aligned}\beta_{F'} &= -\frac{f}{x} = -\frac{x'}{f'} = 0\\\alpha_{F'} &= \frac{n'}{n}\beta^2 = 0\\\gamma_{F'} &= \frac{n}{n'\beta} = \infty\end{aligned}\right\} \qquad (4-23)$$

在系统主面上的放大率 $\beta_H = 1$，从 $\beta_H = -\dfrac{f}{x} = -\dfrac{x'}{f'} = 1$ 得到 $x_H = -f$，$x'_H = -f'$。实际是 x'_H 为负，f' 为正，如图 4-9 所示。

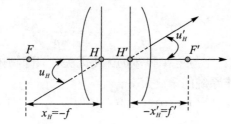

图 4-9 主平面的放大率

像方主平面与物方主平面的共轭面的放大率：

$$\alpha_H = \frac{n'}{n}\beta^2 = \frac{n'}{n} \qquad (4-24a)$$

$$\gamma_H = \frac{n}{n'\beta} = \frac{n}{n'} \qquad (4-24b)$$

$$\alpha_H \gamma_H = \frac{n'}{n}\frac{n}{n'} = 1 \qquad (4-25)$$

如果光学系统处于同种介质中，$n' = n$，则 $\alpha_H = 1$，$\gamma_H = 1$，$\alpha = \beta = \gamma = 1$。表示通过主点的一对共轭光线相互平行，$u'_H = u_H$，如图 4-9 所示，用作图法求像时常用到这一性质。

在图 4-10 的节面上，$x = x_J$，$x' = x'_J$，从式（4-18b）得到：

$$\gamma_J = \frac{n}{n'\beta_J} = -\frac{nx_J}{n'f} = -\frac{nf'}{n'x'_J} = 1$$

将 $\dfrac{f'}{f} = -\dfrac{n'}{n}$ 代入上式，得：

$$\left.\begin{aligned}x_J &= f'\\x'_J &= f\end{aligned}\right\} \qquad (4-26)$$

说明物方焦点 F 到物方节点 J 的距离 $\overline{FJ}$ 等于像方的焦距 f'，像方焦点 F' 到像方节点 J' 的距离 $\overline{F'J'}$ 等于物方的焦距 f。如果光学系统 $f < 0$，$f' > 0$，则节点位置 $x_J = f' > 0$，$x'_J = f < 0$，即物方节点 J 位于物方焦点 F 的右边 $|f'|$ 处，像方节点位于像方焦点 F' 的左边 $|f|$ 处，如图 4-10 所示。

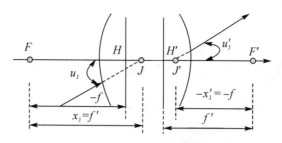

图 4 − 10 节点位置

如果光学系统处于同一种介质中，$n' = n$，由式（4 − 7）可知，$f' = -f$。此时，$x_J = x_H$，$x'_J = x'_H$，物方节点与物方主点重合，像方节点与像方主点重合。

由于节点使入射光线经系统后的出射光线方向不变，而大多数光学仪器都位于空气中，因而可利用此特点来测量光学系统的基点位置。

第五节 理想光学系统的光焦度

一个光学系统对光线的发散和会聚程度用聚散度来表示，对光线发散和会聚的能力用光焦度表示。聚散度与光学系统的物距和像距有关，光焦度与光学系统的焦距有关。

一、光束的聚散度

长度为 l 的线段位于折射率为 n 的介质中，l 与 n 的比值 $\dfrac{l}{n}$ 叫作线段 l 在折射率为 n 的介质中的折合线段或折合距离。例如，光学系统的物距 l 与物方介质的折射率 n 的比值 $\dfrac{l}{n}$ 叫作光学系统的折合物距。光学系统的像距 l' 与像方介质的折射率 n' 的比值 $\dfrac{l'}{n'}$ 叫作光学系统的折合像距。同样，$\dfrac{f}{n}$ 和 $\dfrac{f'}{n'}$ 叫作光学系统的折合焦距。

共轭点折合距离的倒数 $\dfrac{n'}{l'}$ 和 $\dfrac{n}{l}$ 叫作光束的聚散度（vergence），又叫作光束的会聚度，用 V' 和 V 表示，即：

$$V' = \frac{n'}{l'}, V = \frac{n}{l} \tag{4 − 27}$$

V 的绝对值越大，光束会聚或发散得越厉害。正的 V 表示光束是会聚的，负的 V 表示光束是发散的，如图 4 − 11 所示。

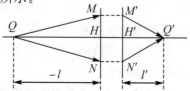

图 4 − 11 光束的聚散度

二、光焦度

折合焦距的倒数$\dfrac{n'}{f'}$和$-\dfrac{n}{f}$叫作光学系统的光焦度，用P表示，即：

$$P = \frac{n'}{f'} = -\frac{n}{f} \tag{4-28}$$

利用$\dfrac{f'}{f} = -\dfrac{n'}{n}$可将光学系统的高斯公式$\dfrac{f'}{l'} + \dfrac{f}{l} = 1$写成：

$$\frac{n'}{l'} - \frac{n}{l} = \frac{n'}{f'} = -\frac{n}{f} \tag{4-29a}$$

式（4-29a）可写为：

$$V' - V = P \tag{4-29b}$$

式（4-29b）表明，光学系统的光焦度等于一对共轭点的光束聚散度之差。

光学系统的光焦度$P = V' - V > 0$，则对光束起会聚作用；光学系统的光焦度$P = V' - V < 0$，则对光束起发散作用。

如果光学系统处于空气中，$n = n' = 1.0$，式（4-29a）变为：

$$\frac{1}{l'} - \frac{1}{l} = \frac{1}{f'} = -\frac{1}{f} \tag{4-29c}$$

光学系统的光焦度为：

$$P = \frac{1}{f'} = -\frac{1}{f} \tag{4-30}$$

光焦度是光学系统会聚光线或发散光线的数值表示，也是光学系统对光束会聚或发散能力大小的标志。

光学系统的焦距f越大，系统的光焦度P越小，会聚或发散光线的能力越小；光学系统的焦距f越小，系统的光焦度P越大，会聚或发散光线的能力越大；$f = \infty$，$P = 0$，则不能会聚或发散光线。

在国际单位制（SI）中，光焦度的单位规定：在空气中焦距为m时，光焦度的单位为屈光度（D）。例如，光学系统的焦距$f' = 0.5\,\text{m}$，其光焦度$P = \dfrac{1}{0.5} = 2\,\text{D}$。

第六节　理想的组合光学系统

两个或两个以上的共轴球面系统组合而成的光学系统称为共轴光学系统组合。在实际工作中，常常要把几个光学系统组合在一起，组成复杂的组合光学系统，需要确定组合光学系统的基点位置。有了组合光学系统的基点，就可以应用高斯公式、牛顿公式和放大率公式比较容易地确定其成像的性质。

两个光学系统的组合是常遇到的，也是最简单的光学系统组合。这里主要讨论两个共轴球面系统组成的组合光学系统的性质。

一、组合光学系统的参数

如图 4-12 所示，光学系统 Ⅰ 和光学系统 Ⅱ 组成组合光学系统。光学系统 Ⅰ 的主点和焦点分别是 H_1、H_1' 和 F_1、F_1'。光学系统 Ⅱ 的主点和焦点分别是 H_2、H_2' 和 F_2、F_2'。组合系统的主点和焦点分别为 H、H' 和 F、F'。

光学系统 Ⅰ 的物方焦点 F_1 到组合光学系统的物方焦点 F 的距离 $x_F = \overline{F_1 F}$。光学系统 Ⅱ 的像方焦点 F_2' 到组合光学系统的像方焦点 F' 的距离 $x_F' = \overline{F_2' F'}$。两光学系统的光学间隔 $\Delta = \overline{F_1' F_2}$。两光学系统的空间间隔 $d = \overline{H_1' H_2}$。

$$d = f_1' + \Delta - f_2 \quad 或 \quad \Delta = d - f_1' + f_2 \qquad (4-31)$$

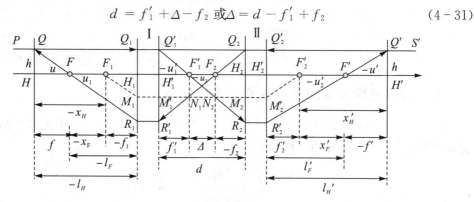

图 4-12　组合光学系统的参数

光学系统 Ⅰ 的物方主点 H_1 到组合光学系统的物方主点 H 的距离 $l_H = \overline{H_1 H}$，光学系统 Ⅰ 的物方焦点 F_1 到组合光学系统的物方主点 H 的距离 $x_H = \overline{F_1 H}$，光学系统 Ⅰ 的物方主点 H_1 到组合系统的物方焦点 F 的距离 $l_F = \overline{H_1 F}$。光学系统 Ⅱ 的像方主点 H_2' 到组合光学系统的像方主点 H' 的距离 $l_H' = \overline{H_2' H'}$，光学系统 Ⅱ 的像方焦点 F_2' 到组合光学系统的像方主点 H' 的距离 $X_{H}' = \overline{F_2' H'}$，光学系统 Ⅱ 的像方主点 H_2' 到组合光学系统的像方焦点 F' 的距离 $l_F' = \overline{H_2' F'}$。

各参量的符号规定：Δ 以 F_1' 为起点，d 以 H_1' 为起点，l_H、l_F 以 H_1 为起点，l_H'、l_F' 以 H_2' 为起点，x_F、x_H 以 F_1 为起点，x_F'、x_H' 以 F_2' 为起点，f' 以 H' 为起点，f 以 H 为起点。从左向右为正，反之为负。

二、组合光学系统的主点和焦点

根据光学系统焦点和主平面的定义可确定组合光学系统的焦点和主点。在组合系统的物方作一条平行于光轴的光线 PQ_1，经光学系统 Ⅰ 折射后的共轭光线 $Q_1'R_2$，通过光学系统 Ⅰ 的像方焦点 F_1' 射向光学系统 Ⅱ 的物方主平面 R_2 处，再经由光学系统 Ⅱ 的 R_2' 处射出。光线 $R_2'F'$ 是光学系统 Ⅱ 的入射光线 $Q_1'R_2$ 的共轭光线，又是光线 PQ_1 对组合光学系统的共轭光线，它与光轴的交点 F' 一定是组合光学系统的像方焦点。

组合光学系统的入射光线 PQ_1 的延长线与其共轭光线 $R_2'F'$ 交于 Q' 点，通过 Q' 点作垂直于光轴的平面 $Q'H'$ 就是组合光学系统的像方主平面，像方主平面 $Q'H'$ 与光轴的交点 H' 就是组合光学系统的像方主点。H' 到 F' 的距离是组合光学系统的像方焦距，

即 $f' = \overline{H'F'}$。

同理，在组合光学系统的像方作一条平行于光轴的光线 $S'Q'_2$，经过组合光学系统后的共轭光线 R_1Q 与光轴相交于光轴上的 F 点，F 点就是组合光学系统的物方焦点。光线 $S'Q'$ 的延长线与其共轭光线 R_1Q 交于 Q 点，通过 Q 点作垂直于光轴的平面 QH 就是组合光学系统的物方主平面，平面 QH 与光轴的交点 H 就是组合光学系统的物方主点。H 到 F 的距离是组合光学系统的物方焦距，即 $f = \overline{HF}$。

组合光学系统的像方焦点 F' 和像方主点 H' 的位置是以光学系统 Ⅱ 的像方焦点 F'_2 和像方主点 H'_2 为原点来确定的。组合光学系统的物方焦点 F 和物方主点 H 的位置是以光学系统 Ⅰ 的物方焦点 F_1 和物方主点 H_1 为原点确定的。图 4 - 12 中的下列各量的正负为：$x'_F = \overline{F'_2F'} > 0$，$x'_H = \overline{F'_2H'} > 0$，$l'_F = \overline{H'_2F'} > 0$，$l'_H = \overline{H'_2H'} > 0$，$x_F = \overline{F_1F} < 0$，$x_H = \overline{F_1H} < 0$，$l_F = \overline{H_1F} < 0$，$l_H = \overline{H_1H} < 0$，其他量的正负如图 4 - 12 所示。

三、组合光学系统的焦点位置公式和焦距公式

在图 4 - 12 中，$\triangle Q'_1H'_1F'_1$ 与 $\triangle N_2F_2F'_1$ 是相似三角形，$\triangle Q'H'F'$ 与 $\triangle M'_2H'_2F'_2$ 是相似三角形。从两对相似三角形中可得：

$$\frac{f'_1}{\Delta} = \frac{Q'_1H'_1}{N_2F_2} \text{ 和 } \frac{-f'}{f'_2} = \frac{Q'H'}{M'_2H'_2}$$

由图 4 - 12 可知 $Q'_1H'_1 = Q'H'$，$N_2F_2 = M'_2H'_2$，于是 $\frac{f'_1}{\Delta} = \frac{-f'}{f'_2}$，得到组合光学系统的像方焦距：

$$f' = -\frac{f'_1f'_2}{\Delta} \tag{4-32a}$$

从相似三角形 $\triangle HQF$ 和 $\triangle H_1M_1F_1$ 及相似三角形 $\triangle H_2Q_2F_2$ 和 $\triangle F'_1N_1F_2$ 可得到：

$$\frac{f}{-f_1} = \frac{HQ}{H_1M_1} \text{ 和 } \frac{-f_2}{\Delta} = \frac{H_2Q_2}{F'_1N_1}$$

因为 $HQ = H_2Q_2$，$H_1M_1 = N_1F'_1$，因此，$\frac{f}{-f_1} = \frac{-f_2}{\Delta}$，得到组合光学系统的物方焦距：

$$f = \frac{f_1f_2}{\Delta} \tag{4-32b}$$

从图 4 - 12 可以看出，F 和 F_2 是光学系统 Ⅰ 的一对共轭点，QR_1 和 R'_1Q_2 是光学系统 Ⅰ 的一对共轭线。F'_1 和 F' 是光学系统 Ⅱ 的一对共轭点，Q'_1R_2 和 R'_2Q' 是光学系统 Ⅱ 的一对共轭线。对光学系统 Ⅱ 应用牛顿公式 $xx' = ff'$ 计算组合光学系统像方焦点 F' 时，该公式中的 $x = -\Delta$，$x' = x'_F$，牛顿公式变为 $\Delta x'_F = -f_2f'_2$，得到组合光学系统的像方焦点位置：

$$x'_F = -\frac{f_2f'_2}{\Delta} \tag{4-33a}$$

同理，可得到组合光学系统的物方焦点 F 的位置：

$$x_F = \frac{f_1 f_1'}{\Delta} \tag{4-33b}$$

光学系统 II 的像方主点 H_2' 到组合光学系统像方焦点 F' 的距离为：

$$l_F' = x_F' + f_2'$$

结合式（4-32a）和式（4-33a），上式变为：

$$l_F' = f'(1 - \frac{d}{f_1'}) \tag{4-34a}$$

同理，可得光学系统 I 的物方主点 H_1 到组合光学系统物方焦点 F 的距离为：

$$l_F = f(1 + \frac{d}{f_2}) \tag{4-34b}$$

四、组合光学系统的主点位置公式

从图 4-12 可见，光学系统 II 的像方主点 H_2' 到组合光学系统的像方主点 H' 的距离为：

$$l_H' = l_F' - f' = f'(1 - \frac{d}{f_1'}) - f' = -f'\frac{d}{f_1'} \tag{4-35a}$$

将式（4-32a）代入式（4-35a），得：

$$l_H' = f_2'\frac{d}{\Delta} \tag{4-35b}$$

光学系统 I 的物方主点 H_1 到组合光学系统的物方主点 H 的距离为：

$$l_H = l_F - f = f(1 + \frac{d}{f_2}) - f = f\frac{d}{f_2} \tag{4-36a}$$

将式（4-32b）代入式（4-36a），得

$$l_H = f_1\frac{d}{\Delta} \tag{4-36b}$$

对于由两个以上的共轴球面光学系统组成的复杂系统，可以将每两个相邻的系统组成一个中间系统，利用上面的公式求出各个中间系统的焦点和主点。如果所得中间系统多于两个，再以每两个相邻中间系统进行组合，并求出每一组合的焦点和主点，依次类推，可获得由任意多个系统组成的复杂系统的焦点和主点。

五、组合光学系统处于空气中的光焦度

当组合光学系统的每个系统都处于空气中时，组合光学系统以外的介质折射率 $n=1$，组合光学系统中 $f_1' = -f_1$，$f_2' = -f_2$。由式（4-32）可见，组合光学系统的焦距为：

$$f' = -\frac{f_1' f_2'}{\Delta} = -\frac{f_1 f_2}{\Delta} = -f$$

组合光学系统的两焦距相等，但符号相反，即 $f' = -f$。

将 $\Delta = d - f_1' - f_2'$ 代入上式，得：

$$f' = -f = -\frac{f_1' f_2'}{d - f_1' - f_2'}$$

或：

$$\frac{1}{f'} = -\frac{d - f'_1 - f'_2}{f'_1 f'_2} = \frac{1}{f'_1} + \frac{1}{f'_2} - \frac{d}{f'_1 f'_2}$$

组合光学系统处于空气中的光焦度：

$$P = \frac{1}{f'} = P_1 + P_2 - dP_1 P_2 \qquad (4-37)$$

用光焦度表示主点位置：

$$\left. \begin{array}{l} l'_H = -f'\dfrac{d}{f'_1} = -P_1\dfrac{d}{P} \\[3mm] l_H = f\dfrac{d}{f_2} = P_2\dfrac{d}{P} \end{array} \right\} \qquad (4-38)$$

第七节　透镜的基点和焦距

由两个共轴折射曲面组成的光学系统叫作透镜（lens）。大多数实际应用的透镜的两个曲面都是球面，折射面为球面的透镜叫作球面透镜。透镜两折射表面在光轴上的间隔叫作透镜的厚度。透镜的厚度与透镜的焦距相比不能忽略的透镜叫作厚透镜，透镜的厚度与透镜的焦距相比可以忽略的透镜叫作薄透镜。

实际应用的光学系统总是由多个透镜组成。透镜是复杂光学系统的最基本的光学元件，可以满足对物体成像的各种基本要求。透镜是由两个共轴折射面组成的，每一个折射面可看作一个光学系统，透镜实际上就是一个光学系统的组合。要讨论透镜的性质，必须首先讨论组成透镜的单个折射面的性质。

一、单折射球面的基点和焦距

如图 4-13 所示，一个半径为 r 的折射球面，两边的折射率分别为 n 和 n'（$n' > n$）。平行于光轴的光线 AD，在折射面上的 D 点折射后交于光轴上的 F' 点。很明显，F' 点是折射球面的像方焦点。

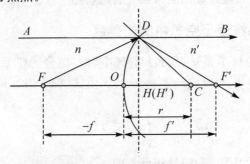

图 4-13　单折射球面的基点和焦距

在光轴上总有一点 F 发出的光线经 D 点折射后平行于光轴 OC，很显然，F 点是折射球面的物方焦点。单折射球面物方两光线 AD 和 FD 在 D 点相交。根据主平面的定义，AD 光线应在系统的像方主平面偏折，FD 光线应在物方主平面偏折。可见，单折射球面系统的两个主平面重合，并通过 D 点。通过 D 点作光轴的垂直平面，就是系统的主平面，主平面与光轴的交点 H 就是单折射球面的主点 H（H'）。当入射高度很小时，H（H'）点基本接近顶点 O，这时可以看作单折射球面的主平面与顶点相切。球面的顶点 O 就是其主点 H（H'）。因此，在单球面折射中各量是以折射面的顶点作为原点来计算的。可以认为：

$$\overline{OF} = -f, \quad \overline{OF'} = f'$$

由式（3-8）可得单折射球面的焦距：

$$\begin{cases} f' = \dfrac{n'}{n'-n}r \\[3mm] f = -\dfrac{n}{n'-n}r \end{cases}$$

根据节点的性质，通过节点的任何光线的方向不变。对单折射球面而言，从任何角度入射到折射球面的光线，只有通过球心 C 点的光线不改变传播的方向。因此，单折射球面的曲率中心 C 为节点，单折射球面的节点只有一个，与主点的距离为 r。

二、透镜的焦距和基点位置

如图 4-14 所示，透镜的两折射面的半径分别为 r_1 和 r_2，透镜的厚度为 d，透镜折射率为 n。对于透镜，$n_1' = n_2 = n$。x_H 为透镜第一折射面顶点 O_1 到透镜的物方主点 H 的距离，x_H' 为透镜第二折射面顶点 O_2 到透镜的像方主点 H' 的距离。x_f 为透镜第一折射面顶点 O_1 到透镜的物方焦点 F 的距离，叫作透镜的物方顶点焦距。x_f' 为透镜第二折射面顶点 O_2 到透镜的像方焦点 F' 的距离，叫作透镜的像方顶点焦距。

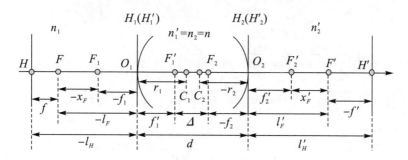

图 4-14　透镜的焦距和基点

透镜可以看作是两个单球面光学系统组合的光学系统。透镜第一折射面的焦距：

$$\begin{cases} f_1' = \dfrac{n_1' r_1}{n_1' - n_1} = \dfrac{n r_1}{n - n_1} \\[3mm] f_1 = -\dfrac{n_1 r_1}{n_1' - n_1} = -\dfrac{n_1 r_1}{n - n_1} \end{cases} \tag{4-39}$$

透镜第二折射面的焦距：

$$\begin{cases} f_2' = \dfrac{n_2' r_2}{n_2' - n_2} = -\dfrac{n_2' r_2}{n - n_2'} \\[3mm] f_2 = -\dfrac{n_2 r_1}{n_2' - n_2} = \dfrac{n r_2}{n - n_2'} \end{cases} \tag{4-40}$$

透镜的光学间隔Δ是透镜第一折射面像方焦点F_1'到第二折射面物方焦点F_2之间的距离，$\Delta = \overline{F_1' F_2}$。

$$\Delta = d - f_1' + f_2 = d - \frac{n r_1}{n - n_1} + \frac{n r_2}{n - n_2'} \tag{4-41}$$

将f_1'、f_2'及Δ代入式（4-33a），可得透镜的像方焦距：

$$f' = -\frac{f_1' f_2'}{\Delta}$$

$$= -\frac{\dfrac{n}{n - n_1} r_1 (-\dfrac{n_2'}{n - n_2'} r_2)}{d - \dfrac{n r_1}{n - n_1} + \dfrac{n r_2}{n - n_2'}}$$

$$= \frac{n n_2' r_1 r_2}{n(n - n_1) r_2 - n(n - n_2') r_1 + (n - n_1)(n - n_2') d} \tag{4-42a}$$

或：

$$f' = \frac{n_2'}{\dfrac{n - n_1}{r_1} - \dfrac{n - n_2'}{r_2} + \dfrac{(n - n_1)(n - n_2')}{n r_1 r_2} d} \tag{4-42b}$$

将f_1、f_2及Δ代入式（4-33b），可得透镜的物方焦距：

$$f = \frac{f_1 f_2}{\Delta}$$

$$= \frac{(-\dfrac{n_1}{n - n_1} r_1)(\dfrac{n}{n - n_2'} r_2)}{d - \dfrac{n r_1}{n - n_1} + \dfrac{n r_2}{n - n_2'}}$$

$$= -\frac{n n_1 r_1 r_2}{n(n - n_1) r_2 - n(n - n_2') r_1 + (n - n_1)(n - n_2') d} \tag{4-43a}$$

或：

$$f = -\frac{n_1}{\dfrac{n - n_1}{r_1} - \dfrac{n - n_2'}{r_2} + \dfrac{(n - n_1)(n - n_2')}{n r_1 r_2} d} \tag{4-43b}$$

透镜两焦距f'和f的比值为：

$$\frac{f'}{f} = -\frac{n_2'}{n_1} \tag{4-44}$$

式中，n_1是透镜的物方的介质折射率，n_2'是透镜的像方的介质折射率。可见，透镜两侧的介质不同，透镜的两焦距不等。

利用式（4-32）和式（4-39）、式（4-40）可得到透镜的焦点位置公式：

$$x'_F = -\frac{f_2 f'_2}{\Delta} = \frac{n'_2 r_2^2}{(n-n'_2)^2 (\frac{r_2}{n-n'_2} - \frac{r_1}{n-n_1} + \frac{d}{n})}$$

$$x_F = \frac{f_1 f'_1}{\Delta} = -\frac{n_1 r_1^2}{(n-n_1)^2 (\frac{r_2}{n-n'_2} - \frac{r_1}{n-n_1} + \frac{d}{n})}$$

$$(4-45)$$

根据式（4-35）和式（4-36）以及式（4-41）可得到透镜的主点位置公式：

$$l'_H = \frac{d}{\Delta} f'_2 = -\frac{n'_2 r_2 d}{n(n-n'_2)(\frac{r_2}{n-n'_2} - \frac{r_1}{n-n_1} + \frac{d}{n})}$$

$$l_H = \frac{d}{\Delta} f_1 = -\frac{n_1 r_1 d}{n(n-n_1)(\frac{r_2}{n-n'_2} - \frac{r_1}{n-n_1} + \frac{d}{n})}$$

$$(4-46)$$

将式（4-39）和式（4-40）中的 f'_1 和 f_2 代入式（4-34），得透镜的顶点焦距：

$$l'_F = (1 - \frac{d}{f'_1})f' = (1 - \frac{n-n_1}{nr_1}d)f'$$

$$l_F = (1 + \frac{d}{f_2})f = (1 + \frac{n-n'_2}{nr_2}d)f$$

$$(4-47)$$

三、位于空气中的透镜的焦距和基点位置

通常，透镜周围的介质是空气。图 4-14 中 $n_1 = n'_2 = 1.0$。此时，透镜的焦距为：

$$f' = -f = \frac{nr_1 r_2}{n(n-1)(r_2 - r_1) + (n-1)^2 d} \qquad (4-48a)$$

或：

$$f' = -f = [(n-1)(\frac{1}{r_1} - \frac{1}{r_2}) + \frac{(n-1)^2}{nr_1 r_2}d]^{-1} \qquad (4-48b)$$

从式（4-48a）和（4-48b）可见，透镜位于空气中时，透镜的两焦距相等，但符号相反。

根据式（4-48b），得到位于空气中的透镜的光焦度 P 为：

$$P = \frac{1}{f'} = P_1 + P_2 - \frac{d}{n}P_1 P_2 \qquad (4-49)$$

式（4-49）中 $P_1 = \frac{n-1}{r_1}$ 是透镜第一折射面的焦度，$P_2 = \frac{1-n}{r_2}$ 是透镜第二折射面的焦度。

透镜顶点焦距为：

$$l'_F = (1 - \frac{n-1}{nr_1}d)f'$$

$$l_F = (1 + \frac{n-1}{nr_2}d)f$$

$$(4-50)$$

主点位置为：

$$l'_H = \frac{d}{\Delta}f'_2 = -\frac{r_2 d}{n(r_2 - r_1) + (n-1)d}$$
$$l_H = \frac{d}{\Delta}f_1 = -\frac{r_1 d}{n(r_2 - r_1) + (n-1)d}$$

(4-51)

第八节　厚透镜

从上一节的讨论可知，厚透镜的第一折射面的两个主点 H_1 和 H'_1 重合，并通过其顶点 O_1。第二折射面的两主点 H_2 和 H'_2 重合，并通过其顶点 O_2。根据式（4-48），处于空气中的厚透镜的两焦距相等，符号相反。利用式（4-51）可确定相对于厚透镜折射面顶点的主点位置。式（4-48）和式（4-51）表明，厚透镜的焦距和主点的位置随 r_1、r_2 及厚度 d 的变化而不同，并表现出不同的性质。下面根据上述公式来分析下列各种透镜的性质和对光线的作用。

一、双凸透镜

由两个凸面相背构成的透镜称为双凸透镜（biconvex），如图 4-15 所示。透镜两球面的半径 $r_1 > 0$，$r_2 < 0$，它们的差值 $r_2 - r_1 < 0$。由式（4-48）可知，当 r_1 和 r_2 不变时，随着厚度 d 的变化，透镜的焦距 f' 可正可负，主点位置也不同。

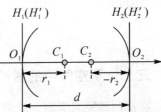

图 4-15　双凸透镜的主点

当透镜的厚度 $d < \left| \frac{n(r_2 - r_1)}{n-1} \right|$ 时，透镜的焦距 $f' > 0$，透镜对光线起会聚作用。根据式（4-51）得知，$l'_H < 0$，$l_H > 0$，表示透镜像方主点 H' 在透镜第二折射面顶点 O_2（主点 H'_2）的左边，透镜物方主点 H 在透镜第一折射面顶点 O_1（主点 H_1）的右边，如图 4-16 所示。透镜两主点 H 和 H' 在透镜的内部，但二者的位置随透镜厚度 d 的变化而不同。

（1）当 $d = r_1 - r_2 = -(r_2 - r_1)$ 时，两球心 C_1 和 C_2 重合。由式（4-51）可知，$l'_H = r_2$，$l_H = r_1$，透镜第二主点 H' 和第一主点 H 重合，并通过两折射面的公共球心处，如图 4-16(a) 所示。

（2）当 $d < r_1 + (-r_2) = -(r_2 - r_1)$ 时，$l'_H < r_2$，$l_H < r_1$，像方主点 H' 在物方主点 H 之后，如图 4-16(b) 所示。

（3）当 $d > r_1 + (-r_2) = -(r_2 - r_1)$ 时，$l_H > r_1$，$l'_H > r_2$，像方主点 H' 在物方主点 H 之前，如图 4-16(c) 所示。

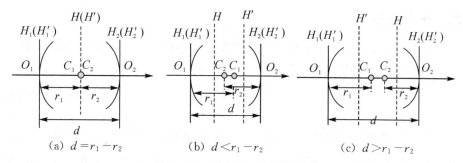

$$(a)\ d=r_1-r_2 \qquad (b)\ d<r_1-r_2 \qquad (c)\ d>r_1-r_2$$

图 4-16　主点位置在透镜内部

当透镜的厚度 $d=-\dfrac{n\,(r_2-r_1)}{n-1}$ 时，透镜的焦距 $f'=-f=\infty$，$l'_H=-l'_H=\infty$，透镜主平面位于无限远处，这时的双凸透镜为望远镜系统，如图 4-17 所示。

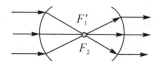

图 4-17　主点在无限远处

当透镜的厚度 $d>\left|\dfrac{n\,(r_2-r_1)}{n-1}\right|$ 时，$f'=-f<0$，$l'_H>0$，$l_H<0$。这说明透镜的物方主点 H 在第一折射面顶点 O_1 的左边，透镜的像方主点 H' 在第二折射面顶点 O_2 的右边，两主点均在透镜的外部，如图 4-18 所示。

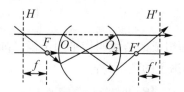

图 4-18　主点在透镜外部

二、双凹透镜

由两个凹面相对构成的透镜称为双凹透镜（biconcave lens）。这种类型的透镜的两折射面的曲率半径 $r_1<0$，$r_2>0$，$r_2-r_1>0$。

根据式（4-48）可知，其焦距 f' 为负值。从式（4-51）可见，$l'_H<0$，$l_H>0$。两主点在透镜内部，对光线起发散作用，为发散透镜，如图 4-19 所示。

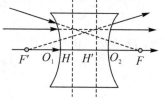

图 4-19　双凹透镜的主点和焦点

三、平凸透镜

由一个凸球面和一个平面组成的透镜叫作平凸透镜（plano-convex lens）。设 $r_1 > 0$，$r_2 = \infty$，由式（4-48）得到透镜的焦距为：

$$f' = -f = \frac{r_1}{n-1} \tag{4-52}$$

焦距 f' 恒为正，与透镜厚度无关。由式（4-51）可知，$l'_H = -\dfrac{d}{n}$，$l_H = 0$。

透镜物方主点 H 在第一折射面顶点 O_1 处，透镜像方主点 H' 在第二折射面顶点 O_2 的左边 $\dfrac{d}{n}$ 处，如图 4-20(a) 所示。

如果 $r_1 = \infty$，$r_2 < 0$，则 $l_H = \dfrac{d}{n}$，$l'_H = 0$。透镜物方主点 H 在第一折射面顶点 O_1 的右边 $\dfrac{d}{n}$ 处，透镜像方主点 H' 在第二折射面的顶点 O_2 处，如图 4-20(b) 所示。

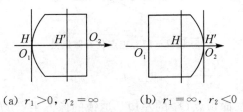

(a) $r_1 > 0$, $r_2 = \infty$　　　(b) $r_1 = \infty$, $r_2 < 0$

图 4-20　平凸透镜的主点

四、平凹透镜

由一个凹球面和一个平面组成的透镜叫作平凹透镜（plano-concave lens）。设 $r_1 < 0$，$r_2 = \infty$，根据式（4-48）得到透镜的焦距为：

$$f' = -f = \frac{r_1}{n-1}$$

焦距 f' 恒为负，与透镜厚度无关。

由式（4-51）得到透镜的主点位置为 $l'_H = -\dfrac{d}{n}$，$l_H = 0$。透镜物方主点 H 在第一折射面顶点 O_1 处，透镜像方主点 H' 在第二折射面顶点 O_2 的左边 $\dfrac{d}{n}$ 处，如图 4-21(a) 所示。

同样，如果 $r_1 = \infty$，$r_2 > 0$，则 $l_H = -\dfrac{d}{n}$，$l'_H = 0$。透镜物方主点 H 在第一折射面顶点 O_1 的右边 $\dfrac{d}{n}$ 处，透镜像方主点 H' 在第二折射面顶点 O_2 处，如图 4-21(b) 所示。

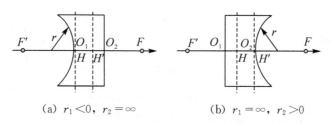

(a) $r_1 < 0$, $r_2 = \infty$ 　　　(b) $r_1 = \infty$, $r_2 > 0$

图 4 - 21　平凹透镜的主点

五、正弯月形透镜

由两个朝向同向的球面构成，透镜的中心厚而边缘薄，称为正弯月形透镜（positive meniscus lens）。如图 4 - 22 所示，两折射面的曲率半径同号。当 $r_2 > r_1 > 0$ 时，$r_2 - r_1 > 0$。根据式（4 - 48）得到透镜的焦距为 $f' = -f > 0$。由式（4 - 51）得到透镜的主点位置为 $x_H < 0$，

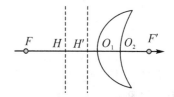

图 4 - 22　正弯月形透镜的主点

$x'_H < 0$。透镜的像方主点 H' 在第二折射面顶点的左边。透镜的物方主点 H 在第一折射面顶点的左边，在透镜外部。不管透镜朝向哪个方向，透镜两主点都位于非球心一侧。

六、负弯月形透镜

由两个朝向相背的球面构成，这种透镜中间薄而边缘厚，两个折射面的曲率半径也同号，但凸面半径大于凹面半径，称为负弯月形透镜（negative meniscus lens）。可为 $r_1 > r_2 > 0$，也可为 $r_1 < r_2 < 0$，如图 4 - 23 所示。设 $r_1 > r_2 > 0$，$r_2 - r_1 < 0$，如图 4 - 23(a) 所示。透镜的焦距及主点的位置随厚度 d 变化而改变。

当 $d < \left| \dfrac{n(r_2 - r_1)}{n-1} \right|$ 时，根据式（4 - 48）和式（4 - 51）得到透镜的焦距 $f' = -f < 0$，透镜主点的位置 $l_H > 0$，$l'_H > 0$。透镜物方主点 H 在透镜第一折射面顶点 O_1 的右边。像方主点 H' 在透镜第二折射面顶点 O_2 的右边，在透镜外部，如图 4 - 23(a) 所示。不管透镜折射面朝向哪个方向，透镜的两主点都偏向透镜的球心方向，如图 4 - 23 所示。

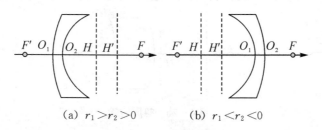

(a) $r_1 > r_2 > 0$ 　　　(b) $r_1 < r_2 < 0$

图 4 - 23　负弯月形透镜

当 $d = r_1 - r_2$ 时，两折射面的球心重合，如图 4 - 24 所示。透镜的主点位置为 $l_H = r_1$，$l'_H = r_2$。透镜物方主点 H 在透镜第一折射面顶点 O_1 的右边 r_1（球心）处。像

方主点 H' 在透镜第二折射面顶点 O_2 的右边 r_2（球心）处，两主点重合在公共球心处。

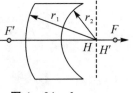

图 4－24 $d=r_1-r_2$

当 $d=\left|\dfrac{n(r_2-r_1)}{n-1}\right|$ 时，透镜的焦距 $f'=-f=\infty$，两主点的位置 $l'_H=-l_H=\infty$。物方主点 H 在透镜第一折射面顶点 O_1 的左边无限远处。像方主点 H' 在透镜第二折射面顶点 O_2 的右边无限远处。第一折射面的像方焦点（第二焦点）F'_1 与第二折射面的物方焦点（第一焦点）F_2 重合，如图 4－25(a) 所示。

当 $d>\left|\dfrac{n(r_2-r_1)}{n-1}\right|$ 时，透镜的焦距 $f'=-f>0$，透镜起会聚光线的作用，透镜两主点 $l_H<0$，$l'_H<0$。

透镜物方主点 H 在第一折射面顶点 O_1 的左边，在透镜的外部。透镜像方主点 H' 在第二折射面顶点 O_2 的左边。两主平面位于折射面非球心一侧，透镜有会聚光线的作用，如图 4－25(b) 所示。

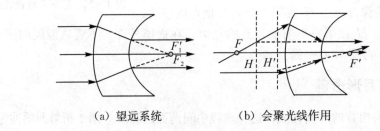

（a）望远系统　　　　（b）会聚光线作用

图 4－25　负弯月形透镜的主点位置

七、等厚透镜

由两个朝向同向的球面构成，透镜中心与边缘的厚度相等，称为等厚透镜（equi-thick lens），如图 4－26 所示。这种透镜的两折射面的半径相等，$r_1=r_2=r$。透镜的焦距 $f'=-f=\dfrac{nr^2}{(n-1)^2 d}>0$。两主点 $l_H=-\dfrac{r}{n-1}$，$l'_H=-\dfrac{r}{n-1}$。透镜的物方主点 H 在第一折射面顶点 O_1 的左边，在透镜外部。透镜的像方主点 H' 在第二折射面顶点 O_2 的左边。主平面位于折射表面非球心一侧，两主平面之间的距离等于透镜的厚度。

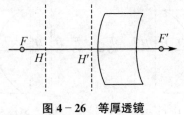

图 4－26　等厚透镜

八、几种玻璃厚透镜的主点

大多数透镜是由 $n=1.5$ 的光学玻璃制成的，厚度 d 不太大，$(n-1)d$ 比 $n(r_2-r_1)$

小得多，式（4-51）中的 $n(r_1-r_2)+(n-1)d \approx n(r_2-r_1)$。下面分析几种玻璃透镜的主点位置。

（一）$|r_2|=|r_1|=|r|$ 的双凸透镜的主点

这种透镜两折射面的半径关系为 $r_2-r_1=-r-r=-2r$，两主点的位置为 $l_H=-l'_H=\dfrac{d}{2n}=\dfrac{d}{3}$。两主点在透镜的内部，如图 4-27(a) 所示。

（二）$|r_2|=|r_1|=|r|$ 的双凹透镜的主点

这种透镜的半径关系为 $r_2-r_1=r-(-r)=2r$，两主点的位置为 $l_H=-l'_H=\dfrac{d}{2n}=\dfrac{d}{3}$。两主点仍在透镜的内部，如图 4-27(b) 所示。

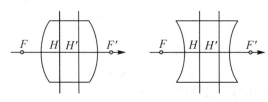

（a）玻璃双凸透镜　　　　（b）玻璃双凹透镜

图 4-27　$|r_2|=|r_1|=|r|$ 的玻璃透镜的主点

（三）$r_1=\infty$ 的平凸透镜的主点

根据式（4-51）得到这种透镜的主点，$l_H=\dfrac{d}{n}=\dfrac{2d}{3}$，$l'_H=0$。第一主点 H 在透镜内离第一折射面 $\dfrac{2d}{3}$ 处，第二主点 H' 与第二折射面顶点 O_2 重合，如图 4-28(a) 所示。

（四）$r_1=\infty$ 的平凹透镜的主点

根据式（4-51）得到这种透镜的主点，$l_H=\dfrac{d}{n}=\dfrac{2d}{3}$，$l'_H=0$。同样，第一主点 H 在透镜内离第一折射面 $\dfrac{2d}{3}$ 处，第二主点 H' 与第二折射面顶点 O_2 重合，如图 4-28(b) 所示。

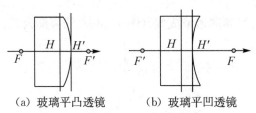

（a）玻璃平凸透镜　　　　（b）玻璃平凹透镜

图 4-28　平凸透镜与平凹透镜

第九节　薄透镜

一、薄透镜的基点和焦距

如图 4-29 所示，薄透镜的厚度 d 可以忽略不计，$d=0$。根据式（4-51）得到薄透镜的主点为 $x'_H = x_H = 0$。H 和 H' 重合，位于薄透镜两折射面的顶点处，两主平面与透镜平面重合。薄透镜的两节点与主点重合，节点位置就是透镜的光心。

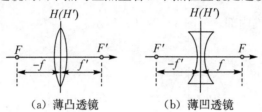

（a）薄凸透镜　　　（b）薄凹透镜

图 4-29　薄透镜的基点

根据式（4-48b）可得薄透镜的焦距为：

$$f' = -f = \left[(n-1)\left(\frac{1}{r_1} - \frac{1}{r_2} \right) \right]^{-1} \tag{4-53}$$

根据式（4-49）可得空气中薄透镜的光焦度为：

$$P = \frac{1}{f'} = P_1 + P_2 \tag{4-54}$$

式中，$P_1 = \dfrac{n-1}{r_1}$ 是薄透镜第一折射面的光焦度，$P_2 = \dfrac{1-n}{r_2}$ 是薄透镜第二折射面的光焦度。薄透镜的光焦度等于透镜第一折射面的光焦度 P_1 和第二折射面的光焦度 P_2 的代数和，且两主平面重合。因此，一般眼镜制造者喜欢用光焦度确定眼镜的焦距。因为眼镜是薄透镜，把已知的两面的光焦度加起来就得到薄透镜的光焦度，比用焦距的倒数计算光焦度要方便得多。

二、薄透镜成像公式

应用式（4-3）可得到薄透镜成像（图 4-30）的高斯公式：

$$\frac{f'}{l'} + \frac{f}{l} = 1 \tag{4-55}$$

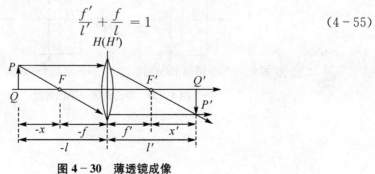

图 4-30　薄透镜成像

透镜位于空气中的焦距相等，符号相反，$f' = -f$。式（4-55）变为：

$$\frac{1}{l'} - \frac{1}{l} = \frac{1}{f'} \tag{4-56}$$

将 $l = x + f$，$l' = x' + f'$ 代入式（4-56），得薄透镜成像的牛顿公式：

$$xx' = ff' \tag{4-57}$$

三、薄透镜组

由两个或两个以上的共轴薄透镜组合的光学系统叫作薄透镜组。对于薄透镜组，首先要确定其基点。这里主要讨论两个薄透镜组成的薄透镜组。如图4-31所示，薄透镜组的光学间隔 $\Delta = \overline{F_1'F_2}$，薄透镜组的空间间隔 $d = \Delta + f_1' - f_2 = \Delta + f_1' + f_2'$。

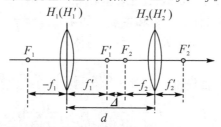

图4-31　薄透镜组的基点

根据式（4-33），得薄透镜组的像方焦距和物方焦距：

$$f' = -\frac{f_1'f_2'}{\Delta} = -\frac{f_1'f_2'}{d - f_1' - f_2'} \quad f = \frac{f_1 f_2}{\Delta} = \frac{f_1'f_2'}{d - f_1' - f_2'}$$

从上式可以看出，位于空气中的薄透镜组的两焦距相等，符号相反，即：

$$f' = -f = \left(\frac{1}{f_1'} + \frac{1}{f_2'} - \frac{d}{f_1'f_2'}\right)^{-1} \tag{4-58}$$

从式（4-58）可得到薄透镜组的光焦度：

$$P = P_1 + P_2 - dP_1P_2 \tag{4-59}$$

式中，$P_1 = \dfrac{1}{f_1'}$ 和 $P_2 = \dfrac{1}{f_2'}$ 分别为第一和第二透镜的光焦度。

根据式（4-35）和式（4-36）可得到薄透镜组的主点位置：

$$\left. \begin{aligned} l_H' &= -f' \frac{d}{f_1'} \\ l_H &= f \frac{d}{f_2} \end{aligned} \right\} \tag{4-60}$$

式中，l_H 为第一透镜的主点 H_1 到透镜组的物方主点 H 的距离，l_H' 为第二透镜的主点 H_2' 到薄透镜组的像方主点 H' 的距离。

当两透镜紧密结合时，空间间隔 $d = 0$。这样的薄透镜组的焦距为：

$$f' = -f = \left(\frac{1}{f_1'} + \frac{1}{f_2'}\right)^{-1} \tag{4-61}$$

从式（4-61）可得其光焦度为：

$$P = \frac{1}{f'} = P_1 + P_2 \tag{4-62}$$

式（4-62）表明，紧密结合的薄透镜组（图4-32）的光焦度等于两透镜的光焦度之和。应用这个特征可以很容易地测定凹透镜的光焦度。

根据式（4-60），得到紧密结合的薄透镜组的两主点的位置为 $l'_H = 0$，$l_H = 0$，说明两薄透镜紧密组合时，薄透镜组的两主点重合。

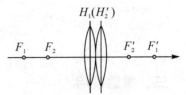

图4-32　紧密结合的薄透镜组

不同组合的薄透镜组不仅基点位置不同，而且其排列的次序也有差别。巧妙安排基点位置，会给光学仪器带来很多好处。

例1　如图4-33所示，凸透镜 L_1 和凹透镜 L_2 的焦距分别为 20.0 cm 和 40.0 cm，L_2 在 L_1 的右边 40 cm 处。求两透镜组合的焦距和主点。如果在近轴区域的 L_1 之左 30.0 cm 处放一个小物体，求其像的位置。

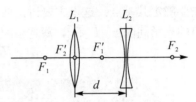

图4-33　例1题图

解：应用式（4-55）推导出：

$$f' = -f = \left(\frac{1}{f'_1} + \frac{1}{f'_2} - \frac{d}{f'_1 f'_2} \right)^{-1}$$

求出薄透镜组焦距：

$$f' = -f = \left[\frac{1}{20} + \frac{1}{(-40)} - \frac{d}{20 \times (-40)} \right]^{-1} = \frac{40}{3}(\text{cm}) = 13.3(\text{cm})$$

应用式（4-60）求出薄透镜组的主点位置：

$$l'_H = -f' \frac{d}{f'_1} = -\frac{40}{3} \times \frac{40}{20} = -\frac{80}{3}(\text{cm}) = -26.7(\text{cm})$$

$$l_H = f \frac{d}{f_2} = \left(-\frac{40}{3} \right) \times \frac{40}{40} = -\frac{40}{3}(\text{cm}) = -13.3(\text{cm})$$

从计算结果可见，薄透镜组的物方主点 H 在第一透镜的左边 13.3 cm 处，薄透镜组的像方主点 H' 在第二透镜的左边 26.7 cm 处，如图4-34所示。

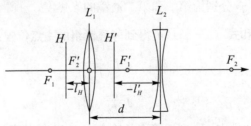

图4-34　主点的确定

求像的方法有以下两种：

（1）用作图法求像的位置。知道了薄透镜组的基点后，可利用系统基点对物体 PQ 直接成像，如图4-35所示。

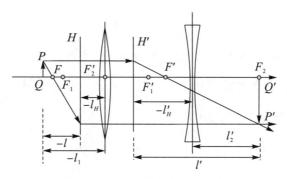

图 4-35 用系统基点直接成像

也可以利用特殊光线对物体 PQ 逐次成像。先作第一个透镜对物 PQ 成的像（实像）$P_1'Q_1'$，$P_1'Q_1'$ 作为第二个透镜的物（虚物）P_2Q_2，然后作第二个透镜对 P_2Q_2 成的像 $P_2'Q_2'$，$P_2'Q_2'$ 就是透镜组成的像 $P'Q'$，如图 4-36 所示。

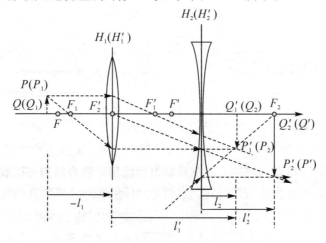

图 4-36 逐次求像

用基点直接成像和用特殊光线逐次成像的结果是一样的，系统最后所成的像都在第二个透镜的像方焦点处。

（2）用高斯公式求像。用高斯公式也可直接成像和逐次成像得到系统的像的位置。如图 4-35 所示，直接成像时，组合系统的物距：

$$l = l_1 - l_H = -30.0 - (-\frac{40}{3}) = -\frac{50}{3}(\text{cm}) = -16.7(\text{cm})$$

应用系统的高斯公式 $\frac{1}{l'} - \frac{1}{l} = \frac{1}{f'}$，得：

$$l' = \frac{lf'}{l + f'} = \frac{(-50/3) \times (40/3)}{(-50/3) + (40/3)} = \frac{200}{3}(\text{cm}) = 66.7(\text{cm})$$

像到第二透镜的距离：

$$l_2' = l' + l_H' = \frac{200}{3} - \frac{80}{3} = 40(\text{cm})$$

根据式（4-10）计算薄透镜组的横向放大率：

$$\beta = \frac{l'}{l} = \frac{200/3}{-50/3} = -4$$

像成在系统第二透镜的像方焦点 F_2' 处，为放大了的实像。

在图 4-36 中，用逐次成像方法求像时，对第一透镜应用高斯公式 $\frac{1}{l_1'} - \frac{1}{l_1} = \frac{1}{f_1'}$，$l_1 = -30$ cm，得到第一透镜成像的位置：

$$l_1' = \frac{l_1 f_1'}{l_1 + f_1'} = \frac{(-30) \times (20)}{(-30) + (20)} = 60 (\text{cm})$$

第一透镜的横向放大率：

$$\beta_1 = \frac{l_1'}{l_1} = \frac{60}{-30} = -2$$

对第二透镜应用高斯公式 $\frac{1}{l_2'} - \frac{1}{l_2} = \frac{1}{f_2'}$，$l_2 = l_1' - d = 60 - 40 = 20$ (cm)，得到第二透镜成像的位置：

$$l_2' = \frac{l_2 f_2'}{l_2 + f_2'} = \frac{20 \times (-40)}{20 + (-40)} = 40 (\text{cm})$$

第二透镜的横向放大率：

$$\beta_2 = \frac{l_2'}{l_2} = \frac{40}{20} = 2$$

薄透镜组的总放大率：

$$\beta = \beta_1 \beta_2 = (-2) \times 2 = -4$$

从该例题的讨论可见，对同一光学系统组合成像，既可以用逐次成像方法，也可以用直接成像方法，两种方法效果一样。在讨论具体问题时，尽可能用更简单的方法。

习 题

1. 试用作图法对位于空气中的正透镜 $(f' > 0)$ 及负透镜 $(f' < 0)$，分别用以下物距求像的位置。

物距：$-3f'$，$-2f'$，$-1.5f'$，$-\frac{f'}{2}$，$\frac{f'}{2}$，$1.5f'$，$2f'$，$3f'$。

2. 已知下列数据，求经薄透镜后像的位置和大小，并用作图法校准。

(1) $f' = 20$ cm，$x = -10$ cm，$y = 5$ cm；

(2) $f' = -20$ cm，$x = -5$ cm，$y = 5$ cm；

(3) $f' = 20$ cm，$x = -60$ cm，$y = 10$ cm；

(4) $f' = -20$ cm，$x = 5$ cm，$y = 5$ cm。

3. 有一高为 10 mm 的物体位于焦距 $f' = 250$ mm 的透镜前 600 mm 处。求其像的位置、大小、虚实和正倒。

4. 有一薄透镜对某一实物成倒立的像，像高为物高的一半。将物向透镜移近 100 mm 时，透镜所成像与原物同样大，求透镜的焦距。

5. 已知一透镜 $r_1 = -200$ mm，$r_2 = -300$ mm，$d = 50$ mm，$n = 1.5$。求其焦距、光焦度和基点位置。

6. 一双凸透镜的曲率半径为 10 mm，中心厚度为 2 cm，折射率为 1.61，该透镜的一个表面与水连接。如果在透镜另一表面前 60 cm 处放置一高为 1 cm 的物体，求此组合光学系统的主点和焦点位置以及像的位置和大小。

7. 焦距为 100 mm 的薄双凸透镜，折射率为 1.50，令其一面与水接触，求此光学系统的焦距和焦点的位置。

8. 一个光焦度为 P 的光学系统的两个共轭点之间的距离为 L。试证 L 与共轭点的横向放大率 β 和 P 的关系式为 $2 - \beta - \dfrac{1}{\beta} = LP$。

9. 一光学系统由 6 D 和 -8 D 两薄透镜组成，两透镜相距 80 mm。求组合光学系统的光焦度以及焦点和主点的位置。

（杨必　张益珍　刘陇黔）

第五章　光度学和色度学基础知识

在前几章中，我们用光线的方法讨论了光学系统的成像规律，而没有讨论光学系统中光能传输的数量问题。从能量的观点看，光线从目标（辐射源）发出，经过大气等中间介质、光学系统，最后传递到接收器（如人眼、感光底片、光电元件等）的过程是一个能量传递的过程。因此，从本章开始，我们将介绍有关光度学的一些基本概念，同时对光学系统中像平面的照度问题进行简单讨论。

由于光和颜色息息相关，同时也为了能在眼视光学系列课程中更好地讨论有关人眼的光觉和色觉问题，本章将在后面介绍一些色度学方面的基础知识。

第一节　光度学的基本概念

光度学根据人眼的视觉特性来研究可见（光）辐射的传播和度量。它是辐射度学的一部分。辐射度学则是研究各种电磁辐射强弱的一门学科。在自然界，存在着各种不同的辐射，如太阳光线、热辐射、无线电波及 X 射线等，这些统称为电磁辐射。通常，按它们在电磁波谱（即按波长或频率的大小顺序排列）中的位置，把位于可见光谱区的辐射称为可见辐射或光辐射。

在介绍光度学中光通量、光照度、光亮度等基本概念之前，首先引入辐射通量的概念。

一、辐射通量

辐射体向四周空间不断发出辐射能，显然，同一辐射体，辐射时间越长，发出的辐射能量越多。为了说明各种辐射体的能量状况，引入辐射通量的概念。将单位时间内通过某一面积的全部辐射能量定义为通过该面积的辐射通量，以符号 Φ_e 表示。按照定义，辐射通量是以辐射的形式发射、传播和接受的功率，因此，它与功率具有相同的单位，即用瓦（W）（焦耳/秒，J/s）来度量。

任何一种辐射都是由一定波长范围内的辐射通量所组成，而每种波长的辐射通量可能各不相同。设 $\Phi(\lambda)$ 为辐射通量随波长变化的函数（常称为辐射通量的波长分布函数），则波长 $[\lambda_1, \lambda_2]$ 范围内总的辐射通量为：

$$\Phi_e = \int_{\lambda_1}^{\lambda_2} \Phi(\lambda)\mathrm{d}\lambda \tag{5-1}$$

一般来说，接收器只能选择性地接收一定波长范围内的辐射能，并且对此范围内每种波长的响应程度（即反应的灵敏度）不同。接收器对不同波长辐射的响应程度称为光谱灵敏度或光谱响应度。

人眼和大多数接收器一样，对所能感受的辐射波长也具有选择性，即仅能感受可见光波辐射。同时在外界同样功率的辐射通量下，人眼对可见光谱区不同波长辐射所引起的视觉刺激反应程度（光谱灵敏度）是不相同的。人眼的这种光谱灵敏度即称为视见函数或光谱光视效率，以符号 V_λ 表示。视见函数 V_λ 的取值与外界照明条件有关。在白天光线明亮时，人眼处于明适应状态，对波长 $\lambda = 555$ nm 的黄绿光最敏感，其相应的视见函数值 $V_{555} = 1$，而其他波长的 V_λ 值均小于 1，这就是明视觉的视见函数值。在夜晚光线昏暗时，人眼处于暗适应状态，则在波长 $\lambda = 507$ nm 处有最大的视见函数值，即 $V'_{507} = 1$，其余的 V'_λ 值均小于 1，这就是暗视觉视见函数值。表 5-1 列出了由国际照明委员会（Commission Internationale de I'éclairage，CIE）确认的明视觉和暗视觉两种条件下的视见函数值。从表 5-1 中还可以看出，对于可见光谱区以外的辐射，不管其辐射通量有多大，都不能引起人眼的光刺激反应，即 V_λ 值为零。

表 5-1　国际照明委员会确认的明视觉和暗视觉两种条件下的视见函数值

颜色	波长（nm）	V_λ	V'_λ	颜色	波长（nm）	V_λ	V'_λ
紫	380	0.00000	0.00060	橙	600	0.63100	0.03320
	390	0.00010	0.00220		610	0.50300	0.01590
	400	0.00040	0.00930		620	0.38100	0.00740
	410	0.00120	0.03480		630	0.26500	0.00330
	420	0.00400	0.09660		640	0.17500	0.00150
	430	0.01160	0.19980		650	0.10700	0.00070
蓝	440	0.02300	0.32810	红	660	0.06100	0.00030
	450	0.03800	0.45500		670	0.03200	0.00010
青	460	0.06000	0.56700		680	0.01700	0.00007
	470	0.09100	0.67600		690	0.00820	0.00004
	480	0.13900	0.79300		700	0.00410	0.00002
	490	0.20800	0.90400		710	0.00210	0.00001
绿	500	0.32200	0.98200		720	0.00100	0.00000
	507	—	1.00000		730	0.00050	0.00000
	510	0.50300	0.99700		740	0.00020	0.00000
	520	0.71000	0.93500		750	0.00010	0.00000
	530	0.86200	0.81100		760	0.00006	0.00000
黄	540	0.95200	0.65000				
	550	0.87000	0.48100				
	555	0.75700	—				
	560	0.95400	0.32880				
	570	0.99500	0.20760				
	580	1.00000	0.12120				
	590	0.99500	0.06560				

二、光通量

光源或辐射体产生的辐射通量是不受人眼选择性反应影响的物理量。但如果考虑到人眼的光刺激反应或视见函数，则将能引起人眼光刺激反应（即视觉反应）的那一部分辐射通量称为光通量。因此，人眼的光刺激反应强弱不仅取决于辐射通量的绝对值，还取决于人眼的视见函数值，即光通量等于辐射通量与视见函数的乘积，用 Φ 表示，其单位为流明（lm）。

$$\Phi = C\int_0^\infty V_\lambda \Phi_e d\lambda \qquad (5-2)$$

式中，C 为流明和瓦两单位之间的换算系数。经过理论计算和实验测定，国际照明委员会正式规定：明视觉中，$C=683$ lm/W。

这就是说，对于波长为 555 nm 的单色光辐射，1 W 的辐射通量等于 683 lm 的光通量；或者说，1 lm 的光通量等于 1/683 W 的辐射通量。

光源发出的光通量与辐射通量之比称为光源的发光效率，以 η 表示。

$$\eta = \frac{\Phi}{\Phi_e} \qquad (5-3)$$

发光效率表示光源每瓦辐射通量所能产生的光通量（流明数）。由于辐射通量一般难以计算，因此，实际上对于以电能转换为光源的电致发光，都直接用光源的耗电功率 P 代替辐射通量，即有：

$$\eta = \frac{\Phi}{P} \qquad (5-4)$$

例如，一个 100 W 的钨丝灯泡发出的总光通量为 1400 lm，则其发光效率为 14 lm/W。一支 40 W 的白色荧光灯发出的总光通量为 2000 lm，其发光效率 $\eta =$ 50 lm/W。可见，荧光灯的发光效率比钨丝灯要高得多。

表 5-2 列出了一些常见光源的发光效率。

表 5-2 常见光源的发光效率

光源名称	发光效率（lm/W）	光源名称	发光效率（lm/W）
钨丝灯	10～20	炭弧灯	40～60
卤素钨灯	约 30	钠光灯	约 60
荧光灯	30～60	高压汞灯	60～70
氙灯	40～60	镐灯	约 80

而光源辐射的光能是在一个立体的锥角范围内传播。因此，通常情况下，需要考虑一定方向一定锥体范围内的光能分布。为此，我们在光度学中借助立体角这一几何量来描述光能传播方向上的锥体范围。

一个任意形状的封闭锥面所包含的空间称为立体角，以 Ω 表示。图 5-1 所示为一微小立体角 $d\Omega$，若以锥顶为球心，以 r 为半径作一球面，则此锥体的边界在球面上所截的微面积 dS 除以半径的平方即为该微立体角的大小，用公式表示为：

$$d\Omega = \frac{dS}{r^2} \qquad (5-5)$$

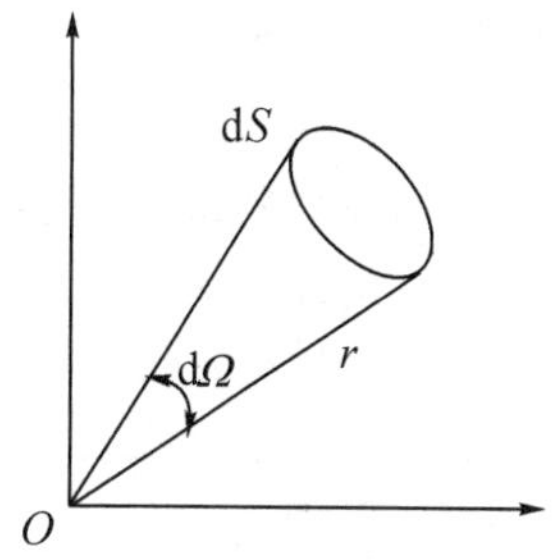

立体角的单位为球面度（sr）。对图 5-1 中的 O 点来讲，其对四周整个空间所张的立体角为：

$$\Omega = \frac{4\pi r^2}{r^2} = 4\pi\,(\text{sr})$$

实用中，常用孔径角表示的立体角公式，即为：

$$\Omega = 4\pi\sin^2 \frac{u}{2} \qquad (5-6)$$

当 u 角很小时，有 $\sin \frac{u}{2} \approx \frac{u}{2}$，则：

$$\Omega = \pi u^2 \qquad (5-7)$$

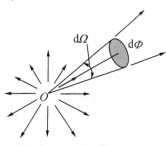

图 5-1　立体角

　　设一点光源向四周辐射光能，如果在某一方向上的微小立体角 $d\Omega$ 内，辐射的光通量为 $d\Phi$，如图 5-2 所示，则 $d\Phi$ 与 $d\Omega$ 的比值就称为点光源在该方向的发光强度，用 I 表示，即为：

$$I = \frac{d\Phi}{d\Omega} \qquad (5-8)$$

也就是说，发光强度是某一方向上单位立体角内所辐射的光通量。

图 5-2　点光源的发光强度

　　如果点光源在一个较大的立体角 Ω 范围内作均匀辐射，则此光源的发光强度 I 在此立体角内是一个不随方向变化的常量，即：

$$I = \frac{\Phi}{\Omega} \qquad (5-9)$$

如果点光源向四周空间作均匀辐射，则该光源在各个方向的发光强度均为常量，即：

$$I = \frac{\Phi}{4\pi} \qquad (5-10)$$

发光强度的单位为坎德拉（cd）。1 cd 表示点光源在单位立体角内发出 1 lm 的光通量，即 1 cd＝1 lm/sr。

　　由上式关系，可得光通量的单位——流明（lm）的定义：发光强度为 1 cd 的点光源在单位立体角内发出的光通量为 1 lm，即 1 lm＝1 cd·sr。

三、光照度

　　当光源发出的光通量投射到某一表面时，该表面被照明，被照明的亮暗程度用光照度 E 来度量。光照度定义为单位面积上所接受的光通量大小。设 $d\Phi$ 为入射到微面积 dS 上的光通量，则该微面积上的光照度为：

$$E = \frac{d\Phi}{dS} \qquad (5-11)$$

　　如果较大面积的表面被均匀照明，则投射到上面的总光通量 Φ 除以总面积 S 便是该表面上的光照度，即：

$$E = \frac{\Phi}{S} \qquad\qquad (5-12)$$

光照度的单位为勒克斯（lx），1 lx 就相当于 1 lm 的光通量均匀地分布在 1 m² 面积上所产生的光照度，即 1 lx＝1 lm/m²。

在各种工作场合，需要有适当的光照度才能进行工作。表 5-3 列出了一些典型情况下希望达到或所能达到的光照度值。

表 5-3　一些典型情况下希望达到或所能达到的光照度值

场合	光照度（lx）	场合	光照度（lx）
观看仪器示值	30～50	太阳直照时的地面照度	10 万
一般阅读及书写	50～75	判别方向所必需的照度	1
精细工作（如修表等）	100～200	满月在天顶时的地面照度	0.2
国标对数视力表的照度	200～800	无月夜地面的照度	3×10^{-4}
明朗夏日采光良好的室内	100～500	眼睛能感受的最低照度	1×10^{-9}

从一发光表面的单位面积上发出的光通量，称为该表面的光出射度，以字母 M 表示。光出射度和光照度是一对相同意义的物理量，只是前者为发出的光通量值而后者为接收的光通量值。两者的单位都是勒克斯。

对于非均匀发光的表面，应以微面积来考虑其光出射度，即有：

$$M = \frac{\mathrm{d}\Phi}{dS} \qquad\qquad (5-13)$$

如果是较大面积上均匀发光的表面，则该表面的光出射度为：

$$M = \frac{\Phi}{S} \qquad\qquad (5-14)$$

对于本身不发光，但被外来光源照明的表面（因为其表面能反射或散射入射于其上的光通量，故称这种发光表面为二次光源），其光出射度由该表面上所获得的光照度和表面本身的反射性能所决定，用公式表示为：

$$M = \rho E \qquad\qquad (5-15)$$

式中，ρ 为表面的反射率，其值介于 0 与 1 之间。

不同的物体，其 ρ 值也不同。如氧化镁、硫酸钡或涂有这种物质的表面，其 $\rho >$ 0.95。像这些在可见光谱区中，对于所有波长 ρ 值均相同且接近于 1 的物体，称为白体。反之，对于所有波长 ρ 值均相同但接近于零的物体，称为黑体。如炭黑和黑色的粗糙表面，其反射率仅为 0.01。表 5-4 列出了一些物质材料的反射率。

表 5-4　一些物质材料的反射率

物质材料	反射率（ρ）	物质材料	反射率（ρ）
氧化镁	0.95～0.97	浅灰色面	0.5
石灰	0.90～0.95	绿叶	0.25
雪	0.93	黑色无光漆	0.05
白纸	0.7～0.8	黑天鹅绒	0.002～0.01

四、光亮度

当光源是点光源时，我们用发光强度的概念可以说明它的辐射特性。实际上，有许多光源是一个有限面积的光源，而且其辐射特性在不同的方向也不同。因此，引入光亮度来表示发光面在不同方向上的辐射特性，用 B 表示。

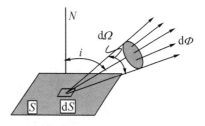

图 5 - 3　微发光面的光亮度

设 dS 为光源表面上一微小面积，如图 5 - 3 所示。

从 dS 发出的光束组成一小的立体角 $d\Omega$，dS 的法线 N 与光束轴线间的夹角为 i，$d\Phi$ 就是 dS 在 $d\Omega$ 立体角内发出的光通量，则微发光面 dS 在与其法线成 i 角方向的光亮度表示为：

$$B = \frac{d\Phi}{\cos i \times dS \times d\Omega} \tag{5-16}$$

或写为：

$$B = \frac{I}{\cos i \times dS} \tag{5-17}$$

式（5 - 17）表明，微发光面 dS 在 i 角方向的光亮度就等于该方向上的发光强度 I 与垂直该方向的微面积（$\cos i \cdot dS$）之比。

光亮度的单位为坎德拉/每平方米（cd/m^2），非法定计量单位为尼特（nt），二者换算因数为 1，即 $1\ nt = 1\ cd/m^2$。

光亮度还有一个更大的单位叫熙提（sb），即 $1\ sb = 1\ cd/cm^2 = 10^4\ nt = 10^4\ cd/m^2$。

大部分均匀发光的物体，其光亮度基本上不随方向改变，而近似为一常数。设发光微面积 dS 在其法线方向上的发光强度为 I_N，由式（5 - 17）得：

$$B = \frac{I}{\cos i \times dS} = \frac{I_N}{dS} = 常数$$

从上式关系中可得：

$$I = I_N \times \cos i \tag{5-18}$$

式（5 - 18）称为发光强度的余弦定律，又称为朗伯定律。此定律表明，光亮度为常数的发光体，其在各个方向的发光强度，随方向角 i 的余弦而变化，如图 5 - 4 所示。符合余弦定律的发光体称为余弦辐射体或朗伯光源。磨砂玻璃、乳白玻璃等漫透射面和涂有氧化镁或硫酸钡的漫反射面等，经光源照明后，其漫透射光和漫反射光都近似地具有余弦辐射的特性。表 5 - 5 列出了一些常见发光表面的光亮度值。

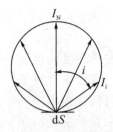

图 5－4　发光强度的余弦定律图解

表 5－5　一些常见发光表面的光亮度值

表面名称	光亮度（sb）	表面名称	光亮度（sb）
地面上所见太阳表面	15 万～20 万	日用 100 W 钨丝灯	600
日光下的白纸	2.5	日用 200 W 钨丝灯	800
晴朗白天的天空	0.5	汽车钨丝前灯	1000～2000
月亮表面	0.25	放映投影灯	2000
月光下的白纸	0.03	卤素钨丝灯	3000
烛焰	0.5	碳弧灯	1.5 万～10 万
钠光灯	10～20	超高压电光源	25 万

第二节　光照度的计算

一、被直接照明的物面光照度

这是指中间未经任何光学系统，而由光源直接照明物面。如图 5－5 所示，一平均发光强度为 I 的点光源直接照明一微小面积 dS。设 dS 离开点光源 O 的距离为 r，其对 O 点所张的立体角为 $d\Omega$，其法线与立体角 $d\Omega$ 轴线（即照明方向）的夹角为 i。

于是，微小面积 dS 上所获得的光通量为：

$$d\Phi = I d\Omega$$

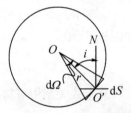

图 5－5　微小面积所获得的光通量

由立体角的定义得：

$$d\Omega = \frac{\cos i \times dS}{r^2}$$

所以有：

$$d\Phi = I \frac{\cos i \times dS}{r^2}$$

将此式代入式（5－11），得：

$$E = \frac{d\Phi}{dS} = \frac{I \times \cos i}{r^2} \qquad (5-19)$$

式（5－19）表明，当点光源直接照明一微面积时，微面积上的光照度 E 与点光源的

发光强度 I 和微面积的法线与照明光束轴线所成夹角 i 的余弦成正比，并且与光源到该面积的距离 r 平方成反比。这就是光照度的距离平方反比定律。在垂直照明时，$i=0°$，光照度最大；掠射照明时，$i=90°$，光照度为零。在应用式（5-19）时，距离 r 的单位为米（m）。

二、光学系统中像平面的光照度

对于许多实际应用的光学系统来说，往往需要知道像平面的光照度。例如照相机，当曝光量相同时，底片上的感光度就取决于底片上像的光照度。图 5-6 表示一个仅画出入瞳和出瞳的成像光学系统，其中 dS 和 dS' 分别表示轴上点附近的物和像的微面积，$-u$ 和 u' 分别为物、像方孔径角，B 和 B' 分别为物、像面的光亮度。设物体为余弦辐射体，则微面积 dS' 向孔径角为 u' 的立体角范围内发出的光通量可通过积分方法求得：

$$\Phi' = \pi B'dS'\sin^2 u'$$

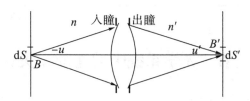

图 5-6　微小像面的光照度

于是，微小像面的光照度：

$$E_0' = \frac{\Phi'}{dS'} = \pi B'\sin^2 u' \tag{5-20}$$

当系统处于同一介质（如空气）中时，则物、像面的光亮度传递关系为：

$$B' = \tau B$$

式中，τ 为光学系统的透过率。将此关系代入式（5-20），即得微小像面的光照度公式：

$$E_0' = \pi\tau B\sin^2 u' \tag{5-21}$$

式中，B 的单位用尼特，E_0' 的单位就是勒克斯。此式表明，当物面亮度一定时，像面光照度与孔径角 u 的正弦平方成正比。

以上所讨论的像面光照度的结果只适用于小视场大孔径的光学系统。对于大视场的光学系统，则像面上的光照度是不均匀的。

如图 5-7 所示，轴外像点 A_ω' 的主光线与光轴夹角为 ω'（即为像方视场角），D' 为出瞳直径，

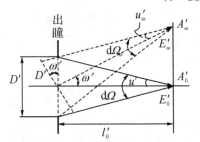

图 5-7　轴外像点的光照度

l_ω' 为出瞳至像平面的距离。在物面亮度均匀时，根据式（5-21），轴外像点 A_ω' 的光照度可表示为：

$$E_\omega' = \pi\tau B\sin^2 u_\omega'$$

当 u'_ω 较小时，有：

$$\sin u'_\omega \approx \tan u'_\omega = \frac{\dfrac{D'}{2}\cos\omega'}{\dfrac{l'_0}{\cos\omega'}} = \frac{\dfrac{D'}{2}}{l'_0} \cdot \cos^2\omega' = \tan u' \cdot \cos^2\omega' \approx \sin u' \cdot \cos^2\omega'$$

将此式代入上式，即有：

$$E'_\omega = \pi\tau B\sin^2 u' \cdot \cos^4\omega' = E'_0\cos^4\omega' \qquad (5-22)$$

式（5-22）表明，轴外像点的光照度随视场角 ω' 的增加而按 $\cos^4\omega'$ 的规律迅速降低。当视场很大时，这种不均匀程度将变得十分严重。表 5-6 列出了不同视场角时轴外像点与轴上像点光照度的比值。

表 5-6　不同视场角时轴外像点与轴上像点光照度的比值

ω'	$0°$	$10°$	$20°$	$30°$	$40°$	$50°$
E'_ω/E'_0	1	0.941	0.780	0.563	0.344	0.0171

第三节　光学系统中的光能损失计算

上一节计算光学系统中像平面的光照度时，引入了光学系统的透过率 τ。而实际的光学系统在成像过程中，总会或多或少地存在光能的损失问题，这也就是为什么光学系统的透过率 τ 总是小于 1 的原因。本节将分析造成这些光能损失的原因及讨论它们的简单计算。

一、透射面的反射损失

当光线从一种介质透射到另一种介质时，在抛光界面处必然伴随有反射损失，如图 5-8 中光线 1、2 所示。反射光通量与入射光通量之比称为反射率，以 ρ 表示。由物理光学可知，当光线垂直（正）入射或以很小入射角（掠）入射时，一个抛光界面透射时的反射率可表示为：

$$\rho = \left(\frac{n'-n}{n'+n}\right)^2 \qquad (5-23)$$

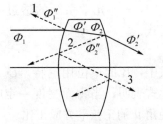

图 5-8　抛光界面透射时的反射率

式中，n 和 n' 分别是界面两边、像方介质的折射率。

此式表明，正入射或掠入射时反射率 ρ 仅与界面两边介质的折射率有关，且两折射率差越大，反射率 ρ 也越大。例如，位于空气中的单透镜，当玻璃折射率 $n'=1.5$ 时，表面反射率 $\rho=0.04$，而当 $n'=1.65$ 时，$\rho=0.06$。

对于一个已知反射率 ρ 的透射面，其透过率 $\tau_1 = (1-\rho)$。若光学系统有 N_1 个透射面，且只考虑透射面的反射损失，则其透过率为：

$$\tau_1 = (1-\rho)^{N_1} \qquad (5-24)$$

对于含有胶合面的胶合透镜，由于其两边的介质通常为冕玻璃和火石玻璃，且胶合用的加拿大树胶折射率为 1.52，因此，胶合面两边的折射率差很小，则反射率 ρ 值小于 0.001。所以，胶合面的光能损失很少，可忽略不计。

光学系统中各光学表面上产生的反射光，在光学系统内部还要进行多次来回反射，最终叠加到像面上，从而形成有害的杂散光背景，降低了像的对比度。为了减少反射损失和杂散光的影响，可以在与空气接触的各光学表面镀增透膜。镀增透膜后，每面的反射率 ρ 可降至 0.02 以下，从而使透过率 τ_1 达到 0.98～0.99。

二、光学材料的吸收损失

光束在介质中传播时，由于任何一种介质都不可能完全透明，即使是最好的光学玻璃也一样，因此，总存在一定的吸收损失。此外，光学材料内部包含的杂质、气泡和局部混浊等还会造成部分光束散射。因此，严格来讲，光束通过光学材料时，除了吸收损失外，还伴随有少量的散射损失。

光学材料的吸收损失可用光吸收系数 K 表示，它就是当白光通过材料时每厘米路程内透过率 τ_2 的自然对数取负值，即：

$$K = -\ln\tau_2 \tag{5-25}$$

则此时材料的透过率为：

$$\tau_2 = e^{-K}$$

当光束通过厚度为 N_2 cm 的光学材料时，若只考虑材料的吸收损失，则其透过率为：

$$\tau_2 = e^{-KN_2} \tag{5-26}$$

光学玻璃的光吸收系数共分为八类，其中最小为 0.001，最大为 0.03，则相应通过 1 cm 厚玻璃时的透过率最大为 0.999，最小为 0.97。

三、镀金属层反射面的吸收损失

镀金属层反射面不能把入射光通量全部反射，而要吸收其中的一小部分光能。设每一反射面的反射率为 ρ_3，光学系统中共有 N_3 个镀金属层反射面，则通过系统出射的光通量的透过率为：

$$\tau_3 = \rho_3{}^{N_3} \tag{5-27}$$

反射率 ρ_3 值随不同的金属镀层而异。银镀层较高，约为 0.95；铝镀层稍低，约为 0.85。但银层日久易被氧化变暗，反射率会明显下降；而铝镀层则经久耐用，可长期保持反射率不变。因此，一般都采用镀铝层反射面。

对于抛光质量良好的全反射棱镜，因其反射面在全反射中能反射全部入射光通量，可不计算反射损失。

综上所述，光学系统中光能损失主要由以下三方面原因造成：

（1）透射面的反射损失，透过率为 $(1-\rho)^{N_1}$；

（2）光学材料的吸收损失，透过率为 e^{-KN_2}；

（3）镀金属层反射面的吸收损失，反射率为 $\rho_3{}^{N_3}$。

因此，光学系统的总透过率 τ 由这三部分相乘得到，即：

$$\tau = (1-\rho)^{N_1} e^{-KN_2} \rho_3{}^{N_3} \tag{5-28}$$

第四节　色度学基本特性及规律

在五彩缤纷的客观世界中，人眼能对太阳光中可见波长范围的辐射作出选择性反应，从而产生色觉。色觉是人眼视觉功能的一个重要组成部分，涉及光学、光化学、视觉生理、视觉心理等方面的问题，因此，要想对它进行度量就变得很复杂也很困难。色度学就是一门以光学、视觉生理、视觉心理、心理物理等学科为基础的综合性学科，主要研究颜色的感觉、计算、测量和判别颜色等方面。现代色度学已初步解决了对颜色作定量描述和测量的问题。从 1931 年 CIE 色度学系统建立至今，色度学已取得了巨大的成绩，它的理论指导着彩色影视、彩色印染、交通通信、照明技术等行业部门的工作，各色各样的测色仪器都在产品检验和生产质量控制中得到了广泛的应用。本节对色度学的一些基本特性和规律作一简单介绍。

一、光源的颜色特性和物体的光谱特性

光源所发出的光一般都是由许多单色光组成的复色光。一定成分的复色光，都有一种确定的颜色与之对应。光源所辐射的光能按波长分布的规律，随着光源的不同而变化。当以波长"λ"为中心的微小波长宽度内光通量为 $\mathrm{d}\Phi$ 时，则单位波长宽度所对应的光通量称为光谱密度 Φ_λ，即：

$$\Phi_\lambda = \frac{\mathrm{d}\Phi}{\mathrm{d}\lambda} \tag{5-29}$$

波长不同，光谱密度一般也不同。将光源的光谱密度与波长之间的关系用函数表示时，则此函数称为光谱分布函数 $\Phi_\lambda(\lambda)$。令光谱分布函数的最大值为 1，将函数的其他值进行归一化，则归一化后的光谱分布称为相对光谱功率分布。

图 5-9 表示了四种典型的光谱分布。其中，图 5-9(a) 称为线状光谱，它由若干条明显分隔的细线组成，如低压钠灯的光谱分布就是由波长为 589.0 nm 和 589.6 nm 的两条黄色谱线所构成。图 5-9(b) 称为带状光谱，它由一些分开的谱带构成，每个谱带又包含许多紧靠的细线，如碳弧灯和高压汞灯就属于这种分布。图 5-9(c) 所示的是连续光谱，所有热辐射光源的光谱都是连续光谱，是光源中最常见的一种分布，如太阳和白炽灯。图 5-9(d) 表示混合光谱，相当于前三种的组合，即由连续光谱和线状光谱、带状光谱相混而成，如常用荧光灯的光谱就属于这种分布。

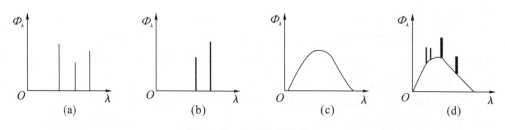

图 5-9　典型的光谱分布

光源的光谱分布既是它本身光色的决定因素，又是在它的照明下，影响物体颜色的重要因素之一。

光源的光色，就是人眼直接观察光源时所看到的颜色。各种不同的光源，由于其辐射的光谱分布不同，故呈现各种不同的颜色。例如，白炽灯的光色看起来白里带黄，是因为其光谱中含有较多的红、黄色光成分；高压汞灯发出的光白里带青，是因为其光谱中含有较多的蓝、紫色光成分。在色度学中，常用色温和相对色温的概念来描述光源的光色。

某种光源的颜色与某一温度下黑体所辐射的光的颜色相同时，黑体的这一温度就称为此光源的色温，用绝对温标 K 表示。在光度学和色度学中，黑体又称为完全辐射体，它是指在任何温度下将落到它表面上的任何波长的辐射全部吸收，也即它的光谱吸收比恒等于 1。由于黑体辐射的光谱分布完全取决于它的温度，因此，人们就用黑体对应的温度表示它的颜色。例如，某光源的光色与黑体加热到绝对温度 3000 K 所发出的光色相同时，则此光源的色温就是 3000 K。

相关色温主要是指，某种光源的颜色与某一温度下黑体的颜色最相接近时，则用黑体的这一温度表示此光源的色温。

对光源颜色特性的描述和评价，是色度学的一个重要内容。除了以上对光源的光色进行描述和评价外，还有一个是光源的显色性问题，主要是研究照明光源对物体颜色的影响及其评价方法。

光源的显色性，就是指物体在光源照明下所呈现的颜色效果。由于人眼在长期的进化过程中已适应自然光源的照明，如日间为日光照明、夜间为火光照明，因此，在这类光源照明下，观察物体的颜色是恒定的，辨色能力是准确的，所看到的物体颜色被认为是"真实"的。这两种光源的光谱分布都是连续光谱。但在现代照明中出现的许多高发光效率的新光源，如荧光灯、高压钠灯、氙灯等，都不再是完全连续光谱，于是，在这些光源照明下看到的物体颜色与在日光下所看到的物体颜色就会产生较大的差异（即产生偏色）。这种影响物体颜色的照明光源的特性就称为光源的显色性。显色性好的光源，则物体颜色失真小。常用的卤素灯、白炽灯等光源都有较高的显色指数，荧光灯则次之。

光源的色温和显色性从两个方面对光源的颜色特性作出了描述和评价，但两者之间没有必然的联系。具有不同光谱分布的光源可能有相同的色温，但显色性可能差别很大。

现在，我们再来讨论物体的光谱特性。在日光下，不同的物体呈现出不同的颜色，这是由于物体对各光谱成分有选择吸收和选择反射的性质。因此，物体本身的光谱特性是物体产生不同颜色的主要原因。当光照射到物体上后，一部分色光被物体吸收，另一部分色光被物体反射或透射。不透明物体的颜色由它的反射光谱组成所决定，而透明物体的颜色则由透过的光谱组成所决定。例如，在日光下，一个物体反射 480~560 nm 波长的辐射，而相对吸收其他波长的辐射，那么该物体的颜色就表现为绿色。如果某种物体对可见光谱的长波辐射有较高的反射，而吸收了大部分 580 nm 以下的短波辐射，则该物体就呈现红色。

二、颜色的分类和特性

颜色是彩色和非彩色的总称，也即颜色分为彩色和非彩色两大类。

非彩色是指白色、黑色和各种深浅不同的灰色组成的系列，称为黑灰白系列。在此系列中由白到黑的变化可用一条垂直线段表示，一端为纯白，另一端为纯黑，中间有各种过渡的灰色。纯白是理想的完全反射的物体，其反射率为 100%；纯黑是理想的无反射的物体，其反射率为 0。在现实生活中没有纯白和纯黑的物体，而只能是接近于纯白（如氧化镁），或接近于纯黑（如黑绒）。对于发光体来说，白黑的变化相当于白光的亮度变化，亮度高时感觉为白色，亮度低时感觉为灰色，无光时则为黑色。所以，非彩色只有明暗程度的变化。

当物体表面对可见光谱所有波长的反射率都在 80% 以上时，该物体呈现为白色，有很高的明度；当其反射率均在 4% 以下时，该物体呈现为黑色，只有很低的明度。介于白黑两者之间的是各种不同程度的灰色。非彩色对光谱各波长的反射或透射没有选择性，所以它们是中性色。

彩色是指黑灰白系列以外的知觉上具有色调的各种颜色。彩色有三种特性：明度、色调和彩度（又称饱和度）。

明度是人眼对所观察物体的明暗程度的感觉。发光物体的亮度越高，明度也越高，也就是人眼感觉越明亮。非发光物体的反射率越高，它的明度也越高。

色调是彩色彼此相互区分的特性。可见光谱不同波长的辐射在视觉上表现为各种色调，如红、橙、黄、绿、蓝、紫等。发光物体的色调取决于它所辐射的光谱组成。非发光物体的色调取决于照明光源的光谱组成和该物体本身的光谱反射或透射的特性。常以其光谱分布的主波长来加以区分。

彩度是指彩色的纯洁性。可见光谱中的各种单色光是最纯的彩色。物体颜色的彩度取决于该物体的反射或透射光谱辐射的选择性程度。如果某物体对光谱中某一较窄波段的反射率很高，而对其他波长的反射很低或无反射，则表明它有很高的光谱选择性，这一物体颜色的彩度就高。

色调和彩度又合称为色品，是彩色的色度特征。

颜色的这三种基本特性可以用一个三维空间的纺锤体来表示，称为颜色立体，如图 5-10 所示。在颜色立体中，垂直轴代表黑灰白系列的明度变化，顶端为白色，底端为黑色，中间是各种灰色的过渡。圆周上的各点代表光谱上各种不同的色调。从圆周向圆心过渡表示颜色的彩度逐渐降低，同时，从圆周沿锥面向上或向下过渡也表示彩度的降

低。同一圆平面内各点的明度相同。值得一提的
是，此颜色立体只是一个理想化了的示意模型。
在真实的颜色关系中，则用孟塞尔颜色系统来更
精确地表示。

三、颜色的匹配

颜色可以互相混合，根据混合的方法和效
果，其可分为色光的混合和颜料的混合两种。前
者称为颜色的相加混合，后者称为颜色的相减
混合。

利用仪器装置，让几种颜色光同时或快速先
后刺激人的视觉器官，便产生不同于原来颜色的
新的颜色感觉，这就是颜色的相加混合。这种由

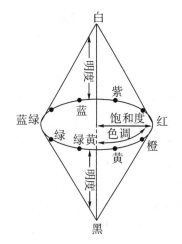

图 5－10　颜色立体

几种色光相混在一起而得到一种新的色光的视觉效果，也称为加色效应。

在色光的相加混合中，光谱上各种颜色光相
加混合产生白色光。这是因为色光的混合是光能
量的增加，混合的色光越多，就越明亮而接近于
白色。大量实验证明，选用红、绿、蓝三种色光
作为混合的最基本颜色效果最好，而且这三种颜
色相互独立，其中红光和蓝光分处光谱的两端，
绿光正好处于光谱的中间。它们之间不能用其中
的任两种相混配出另一种，但是用这三种颜色按
不同比例却能混合配出大多数颜色。因此，红、
绿、蓝这三种颜色称为相加三基色或三原色。

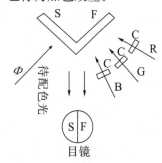

图 5－11　比色计装置

图 5－11 所示为国际照明委员会规定的标准配色实验用的比色计装置，它就是利用
颜色光的相加混合方法实现的。该比色计中有两块互成直角的白色屏 S 和 F，它们对任
何波长的光几乎全部反射。让待测色光只射向 S 屏，而在另一边放置红、绿、蓝三色光
源，只射向 F 屏。人在正对着直角方向观察时，视场两边对称。通过光量调节器 C 分
别调节三基色光的强度，直至调节到这三色光按一定比例混合后产生的颜色和待测色光
的颜色相同，即整个视场为同一种颜色。这时，调节器 C 上显示的红、绿、蓝三色混
合的比例值 R、G、B，称为三刺激值。一种颜色与一
组 R、G、B 数值相对应，颜色感觉可以通过三刺激值
来定量表示。任意两种颜色只要 R、G、B 数值相同，
则颜色感觉也相同。利用三基色相混配出各种颜色的
方法，称为颜色匹配。

红、绿、蓝这三种基色光相互混合的结果，如图
5－12 所示。红＋绿＝黄，绿＋蓝＝青，蓝＋红＝品红
（紫），红＋绿＋蓝＝白。从上面的关系看出，青＋红

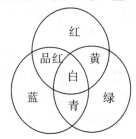

图 5－12　加色效应

=蓝+绿+红=白，或黄+蓝=红+绿+蓝=白。如果两种颜色混合后形成白色，那么这两种颜色称为互补色，例如青是红的补色。同样道理，黄和蓝是互补色，绿和品红是互补色。

与色光的相加混合所截然不同的是，在颜色的相减混合中，它是从白光或比较复杂的混色光中减去某一种或几种颜色光，使余下的光变换成新的色光，因此，也称为减色效应或色光的减除。由于颜色的相减混合是光能量的减弱，多一种颜料混合就多吸收一些光能量，因此，混合的颜料越多，颜色就越晦暗而接近于黑。

在加色效应中，以红、绿、蓝为三基色，但在减色效应中，则以它们的补色青、品红（紫）、黄作为相减三基色。每种相减基色是通过吸收相加三基色中与其互补的基色，反射或透射另外两种相加基色而产生的。如黄色颜料吸收蓝光，反射红光和绿光；青色颜料吸收红光，反射绿光和蓝光；品红颜料吸收绿光，反射红光和蓝光。若把这三种颜料混合在一起，则由于全部吸收了相加三基色而呈现黑色，如图5-13所示。如果是三补色（品红、黄、青）滤色镜相互叠加，其相减混合结果与颜料混合相同，只是此时反射变成了透射。由图5-13可得相减混合的关系为：黄=白-蓝=红+绿，青=白-红=绿+蓝，品红=白-绿=红+蓝，黄+品红=白-蓝-绿=红，黄+青=白-蓝-红=绿，品红+青=白-红-绿=蓝，品红+黄+青=黑。

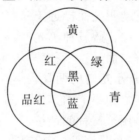

图 5 - 13　减色效应

四、格拉斯曼颜色混合定律

1854 年，格拉斯曼（Grassmann）将颜色混合现象总结成颜色混合定律。

（1）人的视觉只能分辨颜色的三种变化，即明度、色调和彩度（饱和度）。

（2）在由两个成分组成的混合色中，如果一个成分连续地变化，混合色的外貌也连续变化。

若两个成分互为补色，且以适当比例混合，便产生白色或灰色；若按其他比例混合，便产生近似比重大的颜色成分的非饱和色。

若任何两个非补色相混合，便产生中间色。中间色的色调及饱和度随这两种颜色的色调及相对数量的不同而变化。

（3）颜色外貌相同的光，不管它们的光谱组成是否一样，在颜色混合中具有相同的效果。也就是说，凡是在视觉上相同的颜色都是等效的。由这一定律导出颜色的代替律：

两个相同的颜色各自与另外两个相同的颜色相加混合后，颜色仍相同。如果颜

色 A =颜色 B，颜色 C =颜色 D，那么：

$$A + C = B + D$$

两个相同的颜色，每个相应地减去相同的颜色，余下的颜色仍相同。如果颜色 A =颜色 B，颜色 C =颜色 D，则：

$$A - C = B - D$$

代替律表明，只要在感觉上颜色是相同的，便可以互相代替，所得的视觉效果是相同的。因而可以利用颜色混合的方法来产生或代替所需要的颜色。例如，设 $A + B = C$，如果没有 B，而 $X + Y = B$，那么 $A + (X + Y) = C$。这个由代替而产生的混合色与原来的混合色在视觉上具有相同的效果。

（4）混合色的总亮度等于组成混合色的各颜色的亮度总和，称为亮度相加律。

上面所说的格拉斯曼颜色混合定律是色度学的一般规律，但仅适用于各种色光的相加混合。

习 题

1. 一般钨丝白炽灯沿各个方向的平均发光强度大约和灯泡的功率相等，问灯泡每瓦电功率的发光效率为多少？

2. 日常生活中人们说 40 W 日光灯比 40 W 钨丝白炽灯亮，是否说明日光灯的光亮度比白炽灯高？这里所说的"亮"是指什么？

3. 物体的光亮度就是人眼感到的明亮程度，这种说法对否？夜晚，大街上远近不同的高压水银灯，为什么往往看起来几乎一样亮？

4. 一个发光强度为 50 cd 的点光源的光，射入瞳孔直径为 2 mm 的眼睛，光源距离眼睛 500 mm，求进入眼瞳的光通量是多少流明？

5. 一只 100 W 的白炽灯，已知其总光通量为 1200 lm，求其发光效率和平均发光强度。在一球面度立体角内发出的平均光通量是多少？

6. 设有一只 60 W 的白炽灯，其发光效率为 12 lm/W，假定把灯泡作为点光源，且各方向均匀发光，问光源的发光强度为多少？在灯下垂直 2 m 处的光照度为多少？

7. 在相距 2 m 的两灯泡之间放一块毛玻璃板，两灯泡的功率分别为 40 W 和 100 W，问毛玻璃板位于何处时，其两边的光照度相等？

8. 一只 40 W 的红色钨丝白炽灯位于眼前 5 m 处。设灯泡均匀发光时眼瞳的直径为 4 mm，问半分钟内人眼接受的光能量为多少焦耳？

9. 已知阳光下洁净雪面的光亮度为 3×10^4 cd/m² （3 sb），假定人眼通常习惯于 3×10^3 cd/m² （0.3 sb），问登山运动员所戴的防护眼镜的透过率应为多少？

10. 光源的颜色特性主要从哪些方面进行描述和评价？通常，物体的光谱特性又如何描述？

11. 颜色如何分类？它们有哪些特性？

12. 颜色混合有哪几种方式？它们各有什么不同？

（李宾中 周春阳 杨彦荣）

第六章　光学系统的光阑和景深

光学系统实际上都是由透镜或透镜组和平面棱镜系统组成的，每个光学零件都有一定的几何尺寸，能够进入光学系统成像的光束总是受到一定限制。光学系统中限制成像光束或成像范围的孔或框，其中心与光轴重合且垂直于光轴放置，称为光阑（stop）。

第一节　光学系统的光阑

一、孔径光阑

孔径光阑（aperture of stop）又称为有效光阑，是限制成像光束立体角的光阑。它决定入射平面光束的孔径角。

孔径光阑被其前面的光学系统所成的像称为入射光瞳，简称入瞳（entrance pupil），它决定物方孔径角。孔径光阑被其后面的光学系统所成的像称为出射光瞳，简称出瞳（exit pupil），它决定像方孔径角。孔径光阑如图 6-1 所示。

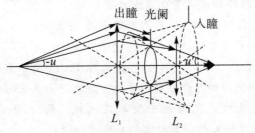

图 6-1　孔径光阑

入瞳和出瞳统称为光瞳。入瞳、出瞳与孔径光阑相共轭。

孔径光阑位于系统之中，入瞳与出瞳互不重合。孔径光阑也可位于系统之前、系统之后，或与镜组重合。相应地，孔径光阑与入瞳或出瞳重合，或与入瞳、出瞳均重合。任何一个光瞳可以是虚像，也可以是实像。出瞳可能位于入瞳的前面，也可能位于入瞳的后面。

入瞳和出瞳的作用：入瞳是物面上所有各点发出的光束的共同入口，出瞳是物面上各点发出光束经整个光学系统以后从最后一个光孔出射的共同出口。

所有从物面轴外点发出到达像面的子午面光线，只有一条通过光阑的中心，这条光线称为主光线（principal ray），所以主光线为通过物面轴外点和光阑中心的光线。主光线延伸在物方空间与光轴的交点为入瞳中心，延伸在像方空间与光轴的交点为出瞳中心，入瞳中心是所有主光线的交点。

光学系统中的光阑只是对一定的物体位置而言。一个光学系统对无限远处物体成像，系统中所有光孔均被其前面的镜组在物方成像，其中所成像直径最小的为入瞳，对应的光孔即为孔阑。

轴上物点发出的过入瞳边缘的光线与光轴的夹角 u 称为物方孔径角，由出瞳边缘射至轴上像点的光线与光轴的夹角 u' 称为像方孔径角。

入瞳直径与焦距之比称为相对孔径（relative aperture）。通过入瞳中心的光线必通过孔阑中心，并过出瞳中心，通过入瞳边缘的光线必通过孔阑边缘，并过出瞳边缘。

在研究实际光学系统的孔径角时，只要作出入射光瞳和出射光瞳，正确地表示它们的大小和位置，把它们边缘的所有各点分别和像点连接起来，就可得到所求的孔径角的大小。确定了光瞳，实际光阑便变得不重要，在作图时不再需要。

二、视场光阑

光瞳是对轴上物点光束的限制。在光学系统中，起限制成像范围作用的光孔称为视场光阑（field stop），简称视阑。如果有接受面，则接受面的大小直接决定物面成像方位大小。在一定的光学系统中，只能使一定范围的物方成像，这个成像范围称为该光学系统的视场。

视场光阑（图 6-2）被其前面的光学系统所成的在物方的像称为入射窗（entrance window），其与物面重合。视场光阑被其后面的光学系统所成的在像方的像称为出射窗（exit window），其与像面重合。

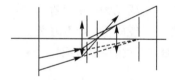

图 6-2 视场光阑

入射窗的边缘对入瞳中心的夹角称为物方视场角（field of view，FOV），出射窗的边缘对出瞳中心的夹角称为像方视场角。

三、渐晕光阑

如图 6-3 所示，在 PC 平面，由轴上点发出的光线可 100% 通过光阑 PQ，而从轴外点 A、B、C 发出的光线不同程度地被光阑 PQ 所拦截。轴外点光束被部分拦截的现象称为轴外点光束的渐晕。对于轴外点发出的光线产生拦截的光阑称为渐晕光阑（vignetting aperture）。

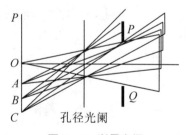

孔径光阑

图 6-3 渐晕光阑

轴外点成像光束与轴上点成像光束在光瞳面上的线度之比称为线渐晕系数（linear vignetting coefficient）。如果轴上点物方孔径角为 D，视场角为 ω 的斜光束在子午截面内的光束宽度为 D_ω，则渐晕的严重程度用线渐晕系数可表示为：

$$K_D = \frac{D_\omega}{D}$$

面渐晕系数指轴外点成像光束与轴上点成像光束在光瞳面上的截面面积之比，用 K_S 来表示。

$$K_S = \frac{轴外点成像光束在光瞳面上的截面面积}{轴上点成像光束在光瞳面上的截面面积}$$

四、消杂光光阑

除了由成像物体发出的成像光线，还有一些光线从视场外入射系统，或由镜头内部的光学表面、金属表面及镜座内壁的反射和散射所产生，称为杂散光。杂散光若通过光学系统参与成像，则会对像质产生危害，必须设法消除。通过设置一定的光阑可消除大部分杂散光。

不限制光学系统中的成像光束，而只对从视场外射入的光能和镜头内部反射及散射的杂散光等起部分限制作用的光阑，称为消杂光光阑。

大型及精密光学仪器都必须专门设置消杂光光阑，普通的光学仪器一般以精通内壁车螺纹、涂黑色消光漆等来尽量减少杂散光的不良影响。

五、光阑的位置

孔径光阑因光学系统不同而异。目视光学系统要求孔阑或孔阑的像一定要在外面，以与眼瞳重合，远心光学系统要求孔阑在焦平面上，其他无特殊要求的可以选择。

视场光阑一般是在实像面或中间实像面上，也可以没有。渐晕光阑位置可选择，以改善成像质量，与视场光阑二者必有其一。消杂光光阑位置可选择，以达到限制杂散光的目的，也可以没有。

第二节　光学系统的景深和焦深

理论上，三维空间经光学系统成像时，只有与像平面共轭的平面上的物点才能真正成像在该平面上，在此平面前后的物点在该像平面只能得到相应光束的截面，即弥散圆。如图 6-4 所示，与 A' 平面共轭的物平面为 A，即理论上只有 A 平面上的物才能在 A' 平面成清晰像，对于 A 平面以外的 B_1 和 B_2 平面的物在 A' 平面分别形成直径为 z_1' 和 z_2' 的弥散圆。圆的直径随着与焦点距离的增加而增加。

一、光学系统的景深

如果圆斑足够小，如它对眼睛的张角小于眼睛的最小分辨角，眼睛看起来并无不清晰的感觉，我们可把该圆斑看作一个点，也就是说，把不影响分辨的圆斑看作空间在平面上的像。与点不能区别的最大的圆称为可接受的弥散圆（acceptable circle of confusion），简称弥散圆（circle of confusion）。弥散圆受到以下因素影响：①视力；②观看距离；③像的放大量。

在景象平面上获得清晰像的物方深度称为景深（depth of field）。

图 6-4 中，景深即为 $\Delta_1 + \Delta_2$，像平面 A' 称为景象平面，其共轭平面 A 称为对准平面。$P_1 P_2$ 和 $P_1' P_2'$ 分别为系统的入瞳和出瞳。能在景象平面上获得清晰像的最远平面称为远景，能在景象平面上获得清晰像的最近平面称为近景。根据放大率的公式可求出弥散圆的大小：

$$z_1' = \beta \times z_1, \quad z_2' = \beta \times z_2$$

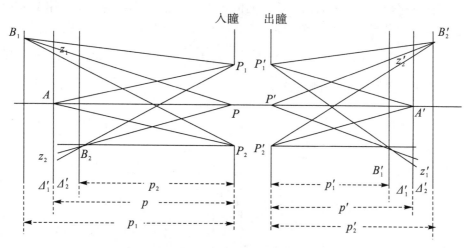

图 6-4　光学系统的景深

光瞳的直径为 D 时，由图中的几何关系可得出：

$$\frac{z_1}{D} = \frac{p_1 - p}{p_1}, \quad \frac{z_2}{D} = \frac{p - p_2}{p_2}$$

由此可求出：

$$p_1 = \frac{Dp}{D - z_1}, \quad p_2 = \frac{Dp}{D + z_2}$$

由于 $z_1 = z_2 = z$，$z_1' = z_2' = z'$，$z' = \beta \times z$，可得出：

$$p_1 = \frac{D\beta p}{D\beta - z'}, \quad p_2 = \frac{D\beta p}{D\beta + z}$$

$$\Delta = \Delta_1 + \Delta_2 = p_2 + p_1 = -\frac{2D\beta p z'}{D^2 \beta^2 - z'^2}$$

又由于 $\beta \approx \dfrac{f'}{-p}$，上式可写为：

$$\Delta = \frac{2Df'p^2 z'}{D^2 f'^2 - p^2 z'^2} \tag{6-1}$$

由式（6-1）可看出：焦距越短，景深越大。对准平面越远，景深越大。入瞳直径越小，则景深越大，且远景深大于近景深。

二、光学系统的焦深

在同一对准平面（物平面），能够获得清晰像的像方深度称为光学系统的焦深（depth of focus）。焦深从像平面前开始，到达像平面时会聚的光锥形成最低程度的弥散圆，然后在像平面背后发散光锥延伸到焦深开始时同样的直径上时而消失，它的深度很小，只为 1 英寸（in）的百分之几而已。因此焦深所提供的调焦宽容度很小。

　　如图 6-5 所示，A' 为对准平面 A 的理想像面。在理想像面 A' 前后各有一个平面，它们分别与理想像面 A' 相距 Δ'_1 和 Δ'_2，在理想像面 A' 前后两平面上接收到的将不是理想像点，而是弥散圆 z'_1 和 z'_2。如果此弥散圆足够小，则接收器仍然认为是一个像点。像方中偏离理想像面的这前后两个面之间的距离 $\Delta'_1 + \Delta'_2$，即称为焦深，用 Δ' 表示。由于对前后焦深弥散圆的要求一致，即 $z' = z'_1 = z'_2$，可由下式计算出焦深。

$$\Delta' = \Delta'_1 + \Delta'_2 = \frac{2z'l'}{D} \tag{6-2}$$

式中，l' 为理想像距，D 为光瞳直径。

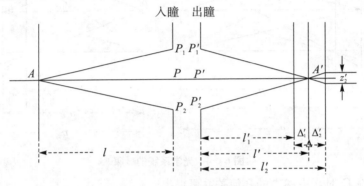

图 6-5　光学系统的焦深

影响焦深的因素如下：

（1）焦深与物镜的数值孔径成反比。

（2）焦深与对准平面成反比。对准平面近，焦深大；对准平面远，焦深小。对准平面（物距）减小，像距增大，远、近模糊圆之间的距离增大，所以焦深增大。

（3）光学系统的焦距与焦深成正比。焦距长，焦深大；焦距短，焦深小。对准平面一定时，焦距增大，远、近模糊圆之间的距离增大，所以焦深增大。

（4）焦深与模糊圆成正比。允许的模糊圆大，焦深大；允许的模糊圆小，焦深小。焦深大，分辨率降低。

第三节　远心光学系统

　　将孔径光阑设置于焦平面上使主光线通过像方焦点（或物方焦点）的光学系统称为远心光学系统（telecentric optical system）。

　　通过光学系统对一定物体成像来测量物体的长度，如果调焦不准，像面与测量平面的分划线不重合，将会产生视差，导致测量误差。如图 6-6 所示，要测量 AB 的长度，将 AB 成像于测量平面 $A'B'$，高度为 h'。如果精确调焦可以精确测量，但如果调焦不准，如调焦于 A_1B_1，在测量平面的分划线上得弥散圆。量得的长度 h'_1 比 AB 变长。

反之，若调焦于 AB 前，测得的长度变短。同样，即使物体调焦准确，但测量平面的位置不准确，像平面与测量平面不重合，也会导致测量误差。由图 6-6 可推导出下式：

$$h'_z = (f' + x')\tan\omega = (f' + x')\frac{y}{l} \tag{6-3}$$

由此可见，由于物距 l 不同，h 也会不同，导致测量误差。

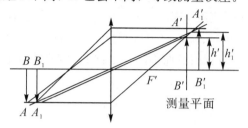

图 6-6 调焦不准导致测量误差

一、物方远心光学系统

孔径光阑设置于像方焦平面，物方主光线平行于光轴，称为物方远心光学系统。由于孔径光阑位于像方焦平面，入瞳位于无限远。如我们常使用的焦度计。

当孔径光阑放在像方焦平面时，见图 6-7，即使调焦不准，AB 位于 A_1B_1 平面，但其发出的主光线平行于光轴，所成的像尽管不在测量平面，但在测量平面所形成的弥散圆的中心不变，仍然位于 A' 点，测量所得的 h' 不变。由此可见，使用物方远心光学系统，物距变化不会产生测量误差。

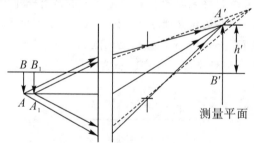

图 6-7 物方远心光学系统

由此可见，h 与物距无关，物距 l 的改变不会导致 h 的改变，不会产生测量误差。

$$h'_z = x'\tan\omega = x'\frac{y}{f'}$$

二、像方远心光学系统

孔径光阑设于物方焦平面，像方主光线平行于光轴，称为像方远心光学系统。像方远心物镜则可以消除测量平面位置不准带来的测量误差。由于孔径光阑位于物方焦平面，出瞳位于无限远。

如果使用普通的光学系统，由下式可知像距不同，像高 h 也不同，从而产生测量误差。

$$h'_z = l'\tan\omega = l'\frac{y}{x+f} \qquad (6-4)$$

像方远心光路将孔径光阑放置在光学系统的物方焦平面上，而像方的主光线平行于光轴。如图 6-8 所示，如果物体 AB 的像 $A'B'$ 不与测量平面表面 M 重合，则在测量平面 M 上得到的是 $A'B'$ 的模糊像，其弥散中心距离 $M_1M_2 = A'B'$。因此，不管测量平面 M 是否与 $A'B'$ 相重合，它和分划线所对应的长度总是 B_1B_2，所以不会产生测量误差。

如果使用像方远心光学系统，由下式可知，像高仅与物距（x）有关，与像距无关，不会因为测量平面的位置改变而不同，也就不会产生测量误差。

$$h = \frac{y}{x}f'$$

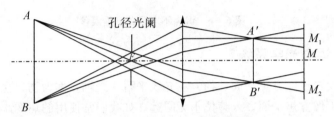

图 6-8　像方远心光学系统

习　题

1. 是否所有光学系统都要无渐晕？渐晕光阑是否只有一个？

2. 如图所示，有一薄凸透镜焦距 $f' = 120$ mm，其框直径 $D = 50$ mm，在它前面 50 mm 处有一光阑，直径 D_1 为 40 mm，若轴上物点 A 在透镜前方 500 mm 处，求系统的孔径光阑、入瞳、出瞳、视场光阑、入窗、出窗。

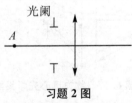

习题 2 图

3. 一望远系统，视场 2ω 为 $10°$，如果物镜和目镜均为薄透镜，焦距分别为 100 mm 和 15 mm，两透镜的距离为它们焦距的和，物镜框为孔径光阑，直径为 25 mm，求入瞳和出瞳直径、位置。

4. 已知一光学系统由三个零件组成。透镜 1 的焦距 $f'_1 = -f_1 = 100$ mm，口径 $D_1 = 40$ mm；透镜 2 的焦距 $f'_2 = -f_2 = 120$ mm，口径 $D_2 = 30$ mm，它和透镜 1 之间的距离为 $d_1 = 20$ mm；光阑 3 口径为 20 mm，它和透镜 2 之间的距离 $d_2 = 30$ mm。物点 A 的位置 $l_1 = -200$ mm。试确定该光组中哪一个光孔是孔径光阑。

5. 是否对准平面越远，景深越大？摄影时怎样控制景深？

（邹云春　刘陇黔）

第七章 光学系统的像差

光学系统成像的要求可以分为两个方面：第一方面是光学特性，包括焦距、放大倍率、相对孔径以及视场大小等；第二方面是成像质量，光学系统的成像应该有足够的清晰度和还原性。

理想的成像状态是从物点发出的所有光线，经过光学系统后最后形成一个共轭焦点或假设平面，物体经过光学系统后所成的像落在平面上并形成一个按准确比例缩放的物体的像（即物和像互为相似形）。然而实际的光学系统不可能达到这种理想成像，即成像无法实现绝对的清晰和没有变形。这种光学系统的实际像与理想像之间的差异称为像差（aberration）。由于人眼光学系统也存在缺陷，所形成的眼球像差将影响人眼的视觉质量。

光学系统成像质量评价是一个比较复杂的问题，它既涉及几何光学，又需要波动光学的理论。因为应用场合和使用要求不同所需要的评价方法也不同，故将像差分为几何像差和波像差（wave aberration），波像差又称波前像差（wavefront aberration）。

第一节 几何像差

几何像差又分为单色像差和色像差。

如果仅用单色光成像，光学系统可产生五种不同性质的像差，统称为单色像差（monochromatic aberrations）。单色像差可分为轴上点（on-axis object points）产生的球差和轴外点（off-axis object points）产生的慧差、像散，平面物体产生的场曲和畸变。

绝大多数光学系统由白光或混合光成像，其中不同波长的光折射率，使不同的色光有不同的传播途径，这种由光路的差异引起的像差称为色像差（chromatic aberrations）。色像差包括轴上点的像差——位置色差和轴外点的像差——倍率色差。

产生像差的原因有：①非近轴光线计算公式的非线性；②物面为球面，折射面为球面，成像面为曲面；③在同一介质中，不同波长的光折射率不同。

一、球 差

由光轴上某一物点向透镜发出单一波长的光束，在成像时，由于透镜球面上中央（近轴）和边缘（远轴）的屈光能力不同，使得光束不能再会聚到像方的同点上，而是形成一个以光轴为中心的对称的弥散斑，这种像差称为球面像差（spherical aberration），简称球差。

图 7－1 中，由轴上点 A 发出的单色光通过双凸透镜后，近轴光在 G 点形成高斯像点，此点与光轴垂直的平面称为高斯像面。远轴光会聚在高斯像点前，越远离光轴的光带，会聚越远离高斯像面，从而在高斯像面形成一个直径为 CD 的弥散圆。

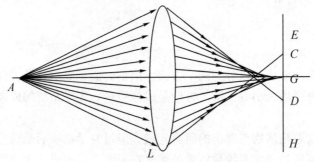

图 7－1　单色光轴上点形成的球差

利用以前推导的下列单球面折射的公式，计算出不同孔径角的入射光线所成像点的位置。

$$L' = r + \frac{r\sin I'}{\sin u'} = r\left[1 + \frac{n\sin I}{n'\sin(u + I - I')}\right] \tag{7-1}$$

（一）球差描述

球差可用轴向球差（longitudinal SA）和垂轴球差（transverse SA）描述（图7－2）。

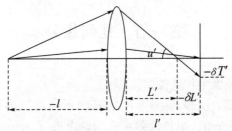

图 7－2　球差的描述

轴向球差是指通过入瞳边缘的光线（边缘光线）与光轴的交点的截距与理想像点的沿轴距离。边缘光线的球差可用下式表示：

$$\delta L' = L' - l' \tag{7-2}$$

显然在边缘光线以内与光轴成不同角度的各条光线都有各自的球差。

垂轴球差是指由于球差的存在，轴上点所成的像不是单一的像点，而是在理想像平面形成一个弥散圆，弥散圆的半径为 $\delta T'$。

垂轴球差与轴向球差的关系可用下式表示：

$$\delta T' = \delta L' \tan u' \tag{7-3}$$

（二）球差的校正和剩余球差

如将最大孔径规定为 1，其他孔径带可分别用其与最大孔径带的比值来表示。

如图 7-2 所示：$\delta L'$ 小于 0，称为球差校正不足或欠校正；$\delta L'$ 大于 0，称为球差校正过度或过校正；当 $\delta L'=0$ 时，光学系统对这一孔径带光线的球差足校。大部分光学系统只能对一带光线校正球差，并且一般只对边缘光线进行校正。这种关系系统称为消球差系统。

对最大边缘光带消球差系统在边缘光带以内的其他光带仍存在球差，通过计算可得下式：

$$\frac{\sin u}{\sin u_m} = 0.707$$

说明在入射高度为最大高度 0.707 时，存在最大球差。

（三）球差的计算

利用单折射球面的公式可计算出不同入射光带的位置。

例如，一双凸透镜的几何参数为：$r_1 = 25.815$，$r_2 = -25.815$，$d = 4.0$，$n = 1.5163$。如果最大入射孔径为 $\sin u_m = -0.24$，当物距为 $L = -150$ mm 时，可计算不同孔径光带的像距，见表 7-1。

表 7-1　球差的计算

$\dfrac{\sin u}{\sin u_m}$	L'，l'	$\delta L'$
1.000	28.5383，29.5688	−1.0305
0.850	28.8289，29.5688	−0.7399
0.707	29.0595，29.5688	−0.5093
0.500	29.3155，29.5688	−0.2533
0.300	29.5058，29.5688	−0.0630
0	29.5688，29.5688	0

以孔径带为纵坐标，球差为横坐标，将表 7-1 计算的结果绘成坐标图，如图 7-3 所示，称为球差曲线。

球差以理想像点为原点，所以单正透镜球差为负，单负透镜球差为正。

单球镜不能自身校正球差。在实际应用过程中，常把正负球镜组合起来使用，从而使球差得以校正。

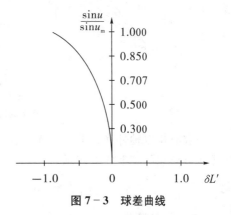

图 7-3　球差曲线

二、彗　差

光轴外的某一物点向透镜发出一束平行光线，经光学系统后，在像平面上会形成不对称的弥散光斑，这种弥散光斑的形状呈彗星形，即由中心到边缘拖着一个由细到粗的尾巴，其首端明亮、清晰，尾端宽大、暗淡、模糊，就像彗星一样。因此，这种轴外光束引起的像差就称为彗形像差，简称彗差（coma）。彗差是以它所形成的弥散光斑的不对称程度来表示其大小的。它的大小既与孔径角有关，同时也与视场有关。人眼在暗环境下，彗差增加。缩小瞳孔可以减少彗差对成像的影响。

由于彗差不像球差那样具有轴对称性，彗差分别用子午彗差（tangential coma）和弧矢彗差（sagittal coma）来描述。我们将在两个相互垂直的平面——子午面和弧矢面进行讨论。轴外物点的主光线与光学系统主轴所构成的平面，称为光学系统成像的子午面（tangential plane），位于子午面内的那部分光线，统称为子午光束。过轴外物点的主光线，并与子午面垂直的平面，称为光学系统成像的弧矢面（sagittal plane），位于弧矢面内的那部分光线，统称为弧矢光束。

（一）子午彗差

如图 7 - 4，轴外点 B 发出的光束，通过入瞳中心的为主光线，在子午面通过入瞳上、下缘的分别为上、下光线。子午彗差为上、下光线的交点与主光线的垂直距离。

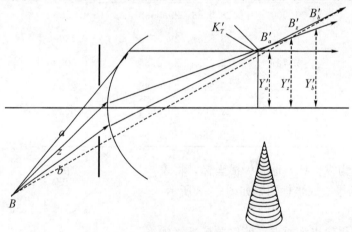

图 7 - 4　子午彗差
右下图为高斯像面形成的彗星像斑。

其数值是以轴外光束上、下光线在高斯像面上的交点的高度的平均值与主光线在高斯像面上交点的高度之差表示。

$$K'_T = \frac{Y'_a + Y'_b}{2} - Y'_z \qquad (7-4)$$

（二）弧矢彗差

通过弧矢面入瞳前、后缘的光线分别为前、后光线。弧矢彗差（图 7 - 5）为前、后光线的交点（B'_s）与主光线的垂直距离（K'_s）。

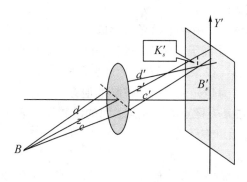

图 7-5 弧矢彗差

前、后光线在高斯像面上所交的高度相同，用 Y_s' 表示。所以弧矢彗差可用下式表示：

$$K_s' = Y_s' - Y_z' \tag{7-5}$$

一般情况下：

$$K_T' = 3K_s' \tag{7-6}$$

三、像 散

当轴外点以细光束成像时，彗差消失，但仍存在另一种像差，即像散（radial astigmatism）。像散的形成是由于轴外物点发出的球面细光束经球面折射后，变成非球面的像散光束。

与彗差相似，不像球差那样具有轴对称性，我们将在子午面和弧矢面进行讨论。位于子午面内的那部分光线，统称为子午光束，子午光束所结成的影像，称为子午像点（t），子午像点所在的像平面，称为子午像面。位于弧矢面内的那部分光线，统称为弧矢光束，弧矢光束所结成的影像，称为弧矢像点（s），弧矢像点所在的像平面，称为弧矢像面。

如图 7-6 所示，轴外物点发出的细光束通过光学系统后，子午光束经球面折射后，与主光束会聚于一点 B_t'，称为子午像点；弧矢光束经球面折射后，与主光束会聚于一点 B_s'，称为弧矢像点。由于子午面和弧矢面相对于折射球面的位置不同，使得子午面和弧矢面在球面上的截线曲率也不同，其中一个最大、一个最小，所以，子午像点和弧矢像点不能重合在一起。子午像点和弧矢像点的位置差异即为像散。

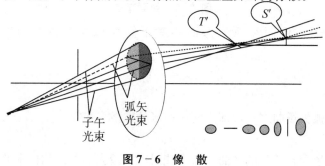

图 7-6 像 散

像散使原来的物点在成像后变成两个分离并且相互垂直的短线，在理想像平面上综合后，形成一个椭圆形的斑点。由子午面光束形成并垂直于弧矢面的焦线称为子午焦线（T'），由弧矢面光束形成并垂直于子午面的焦线称为弧矢焦线（S'）。在两焦线之间，光束的截面为一系列的椭圆，在某个位置光束的截面呈圆形，称为最小模糊圆（circle of least confusion），可以认为是光束聚焦最清晰的地方。

像散以子午像点 B_t' 和弧矢像点 B_s' 两点之间的沿轴距离表示。如果 B_t' 的像距为 l_t'，B_s' 的像距为 l_s'，则像散可表示为：

$$x_{ts}' = l_t' - l_s' \tag{7-7}$$

若子午光束聚散度大于弧矢光束，形成的子午像点或子午焦线比弧矢像点或弧矢焦线更接近光学系统，产生正像散；反之，产生负像散。

子午焦线到理想像面的距离称为子午场曲，用 x_t' 表示；弧矢焦线到理想像面的距离称为弧矢场曲，用 x_s' 表示。所以像散也可表示为：

$$x_{ts}' = x_t' - x_s' \tag{7-8}$$

像散与视场的平方成正比，与光阑的位置有关。

四、场　曲

像散的大小随视场不同而变化，即物面上与光轴不同距离的物点成像时有不同的像散值，也即子午像点和弧矢像点的位置随物点距光轴的距离不同而变化。与物面上各点对应的子午像点和弧矢像点的轨迹，即子午像面和弧矢像面为两个同时相切于高斯像面中心点的曲面（图 7 - 7）。两曲面偏离高斯像面的距离称为像面弯曲，简称场曲（curvature of field）。

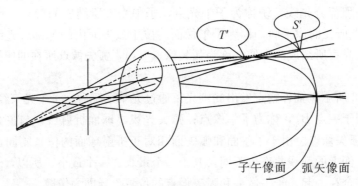

子午像面　弧矢像面

图 7 - 7　像面弯曲

像面弯曲用子午像面和弧矢像面相对于高斯像面的轴向距离 x_t' 和 x_s' 来表示（图7 - 8）。

$$x_t' = l_t' - l' \tag{7-9}$$

$$x_s' = l_s' - l' \tag{7-10}$$

子午场曲和弧矢场曲之差，即为同一视场的像散。

$$x_{ts}' = x_t' - x_s' = l_t' - l_s' \tag{7-11}$$

如果光学系统存在严重的场曲，就不能对一个较大的平面物体上的各点同时清晰成像。如果对中心调焦，则边缘模糊；反之，边缘清晰，则中心模糊（图 7-9）。

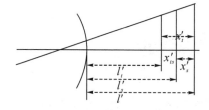
图 7-8　像面弯曲的表示

图 7-9　像面弯曲对成像的影响

五、畸　变

畸变（distortion）是指物体通过光学系统所成的像在形状上发生了变形。这是因为实际光学系统中，视中心处与视场边缘处有不同的放大率。畸变不影响像的清晰度，只影响物像的相似性。由于畸变的存在，物空间的条直线在像方就会变成条曲线，形成像的失真。

如理想垂轴放大率为 β，实际放大率为 $\bar{\beta}$，则畸变可表示为：

$$q = \frac{\bar{\beta} - \beta}{\beta}(100\%) = \frac{Y'_z - y'}{y'}(100\%) \tag{7-12}$$

Y'_z 为实际主光线与高斯像面的交点高度，y' 为理想像高，q 为相对畸变。畸变也可用主光线像高与理想像高的差来表示，称为线畸变或绝对畸变。

$$\delta Y'_z = Y'_z - y' \tag{7-13}$$

如果实际像高大于理想像高，为正畸变。正畸变的光学系统使正方形的物体所成的像为枕形（图 7-10）。如果实际像高小于理想像高，为负畸变。负畸变的光学系统使正方形的物体所成的像为桶形。

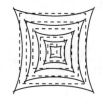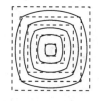
图 7-10　畸　变
左图：原图；中图：正畸变；右图：负畸变。
中、右图实线为发生畸变的实际图像，虚线为理像成像的图形。

六、色　差

当白光入射于光学系统时，各种色光将因其对该光学系统的介质的折射率不同，具有不同的折射角，在同一焦平面上其聚焦点不同，从而导致各种色光有不同的成像位置和不同的成像倍率，叫作色差（chromatic aberration）。

使用如下单折射面近轴光的公式，可看出轴上物点发出的光线，由于波长不同，折射率不一，所形成的像点的位置也不一样，即像距 l' 不同，称为位置色差（lateral chromatic aberration）（图 7-11）。轴外点的光束，由于折射率不一，放大率 β 也不一样，所形成的像高 y' 也不同，称为倍率色差（longitudinal chromatic aberration）。

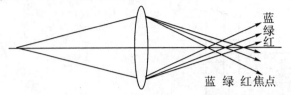

图7-11 位置色差

$$l' = \frac{n'lr}{n'l - nl + nr} \tag{7-14}$$

$$\beta = \frac{y'}{y} = \frac{nl'}{n'l} \tag{7-15}$$

当光学系统位于空气中时，可得：

$$l' = \frac{n'lr}{n'l - l + r} \tag{7-16}$$

$$\beta = \frac{l'}{n'l} = \frac{r}{n'l - l + r} \tag{7-17}$$

如果以宽光束成像，轴上点不同波长的光将形成互不重合的球差曲线。

（一）位置色差

对于一个光学系统的位置色差，一般选取不同光谱的色光的像距的差值来表示，目视光学系统选定蓝色的 F 光和红色的 C 光描述，它们的波长见表7-2。

表7-2 谱线代号、化学元素、波长和冕玻璃的折射率

谱线代号	化学元素	波长（μm）	冕玻璃折射率
C	H	656.27	1.51389
D	Na	589.29	1.51630
c	He	587.40	1.51637
d	Hg	546.07	1.51890
F	H	486.13	1.52195
g	Hg	435.84	1.52626

对于宽光束，位置色差的计算使用如下公式：

$$\Delta L'_{FC} = L'_F - L'_C \tag{7-18}$$

近轴光位置色差的公式为：

$$\Delta l'_{FC} = l'_F - l'_C \tag{7-19}$$

当 $l = -\infty$ 时：

$$\Delta l'_{FC} = -\frac{f'}{\nu} \tag{7-20}$$

式中，ν 为阿贝常数。

$$\nu = \frac{n_D - 1}{n_F - n_C} \tag{7-21}$$

式中，分母为光学系统的材料对光谱 F 线和 C 线的折射率的差，称为色散（chromatic dispersion）。对于单一薄透镜的位置色差，正透镜（$\Delta l'_{FC}$）为负，负透镜（$\Delta l'_{FC}$）为正。

位置色差的校正：不同孔径的白光产生不同的色差。通常选取 0.707 带进行校正。使用不同光学材料制成正透镜和负透镜，并把它们组合在一起可消除色差。

（二）倍率色差

倍率色差使用同一像平面（一般为 D 光的理想像平面）不同光谱波线的像高的差来表示，一般也使用 F 光和 C 光。对于宽光束，倍率色差的计算使用如下公式：

$$\Delta Y'_{FC} = Y'_F - Y'_C \tag{7-22}$$

近轴光倍率色差的公式为：

$$\Delta y'_{FC} = y'_F - y'_C \tag{7-23}$$

倍率色差与光阑位置有关。对于正透镜，光阑在透镜后，$\Delta Y'_{FC}$ 为正；对于负透镜，光阑在透镜前，$\Delta Y'_{FC}$ 为负（图 7-12）。

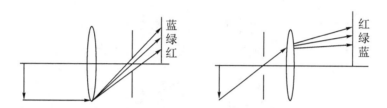

图 7-12　倍率色差与光阑位置的关系

光阑在透镜后，$\Delta Y'_{FC}$ 为正；光阑在透镜前，Y'_{FC} 为负。

第二节　波前像差

一、波前像差及其与几何像差的关系

前面的像差是以几何光学为基础，计算方便，形象直观。

几何光学的光线相当于光波面的法线，因此，物点发出的同心光束对应于球面波。此球面经过光学系统的折射后曲率发生改变。如果光学系统为理想光学系统，则形成新的球面波，球心为像点的理想像点。

但实际光学系统存在像差，使出射光波失去球面性，而不是理想的球面波，这一实际变形的波面与理想波面相比，形成波前像差（wavefront aberration）。

由此可见，几何像差是以波面的法线光线追踪进行分析的，而波前像差是以实际波面对理想波面的偏离进行分析的。波面与光线存在互相垂直的关系，因此，几何像差与波前像差存在一定的对应关系，由几何像差可求出波前像差，由波前像差也可求出几何像差。而波前像差更能反映光学系统的成像质量。

波前像差用光程差表示。光程差（optical path difference，OPD）为实际波面与理

想波面的差。如图 7 - 13 所示，如果光
学系统为完善成像，由同一物点发出的
光线将交于理想像点 B_0'，而 B_0' 为对应
球面波的球心。但实际光学系统存在像
差，对应的波面形成非球面，此非球面
和理想球面之间的光程差即是波前像差。
在实际的光学系统中，波前像差不可避
免，它是衡量光学系统成像质量的重要
指标之一。

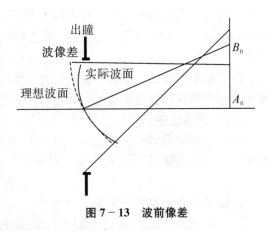

图 7 - 13　波前像差

　　符号：规定实际波面位于理想波面
之后为负，反之为正。如果实际波面领
先于理想波面，光程差为正，也就是说，实际波面比理想波面曲率半径更小，光程差为
正。因此，负的焦点异位将产生正的像差，即正的像差将聚焦在高斯像面的前面，见
图7 - 14。

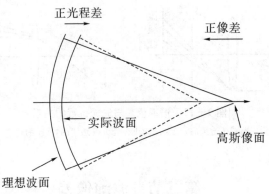

图 7 - 14　正光程差和像差

二、Zernike 多项式（Zernike polynomials）

　　Zernike 多项式是描述干涉图的波前像差的常用方法，为一正交于单位圆上的序列
函数，通过 Zernike 多项式，可以将像差量化并分解，可以表达总体像差和组成总像差
的各个像差，总像差的值等于所有 Zernike 系数的平方和。Zernike 多项式是指以半径
和方位角定义的极坐标形式表示的多项式。Zernike 多项式的表示形式为：$Znm(\rho, \theta,)$，
n 描述此多项式的最高阶，m 描述正弦曲线成分的方位角频率，ρ 表示从 0 到 1 的半径
坐标，θ 表示从 0 到 2π 的方位角。

　　Zernike 多项式可以把波前像差分解为多阶成分的像差，常用的 Zernike 多项式为 7
阶 35 项，每一项的系数代表了相应的像差量。其中 0 阶表示各方向匀称、平整的波阵
面，即无像差；1 阶表示沿着 x 轴和 y 轴的倾斜（tilt）；2 阶表示离焦（defocus），其中
$Z20$ 为球性离焦（spherical defocus），$Z2-1$ 和 $Z21$ 对应散光（astigmatism）；$Z3-1$
和 $Z31$ 为彗差（coma），$Z3-3$ 和 $Z33$ 对应三叶草差（triangular astigmatism）；$Z40$
为球差（spherical aberration）；5～10 阶为有着更复杂波阵面的像差，只在瞳孔非常大

时才显露出影响。我们把低于三阶的像差称为低阶像差，而三阶及三阶以上的像差称为高阶像差。低阶像差对应传统的散光、离焦、倾斜等，可以用球柱镜矫正；高阶像差对应彗差、球差等非经典像差，无法用球柱镜矫正。每阶系数的均方根值（root mean square，RMS）可用于定量描述每阶像差的大小。Zernike 多项式也可以更直观地表示成以 n 为行数、m 为列数的金字塔，如图 7-5 所示。

n	m	-7	-6	-5	-4	-3	-2	-1	0	$+1$	$+2$	$+3$	$+4$	$+5$	$+6$	$+7$	
									0							无像差
1								Z1		Z2							倾斜
2							Z3		Z4		Z5						散光、离焦
3						Z6		Z7		Z8		Z9					慧差等
4					Z10		Z11		Z12		Z13		Z14				球差等
5				Z15		Z16		Z17		Z18		Z19		Z20			二次慧差等
6			Z21		Z22		Z23		Z24		Z25		Z26		Z27		二次球差等
7		Z28		Z29		Z30		Z31		Z32		Z33		Z34		Z35	其他

图 7-15　Zernike 多项式

第三节　像质评价

上面我们对影响成像质量的各种因素进行了分析。对于一定光学系统，我们需要对其总体成像质量进行分析，称为像质评价（image quality evaluation）。像质评价就是通过一定方法来对一定的光学系统成像质量进行分析评估，并找出影响成像质量的因素。

像质评价方法有多种。

物体为发光点的集合，以点成像时的能量集中程度表示光学系统成像质量的评价方法有瑞利（Reyleigh）判断法、中心点亮度判断法、点列图法，以物点发出的光能在像空间的分布状况作为像质评价依据。已经知道，即使是理想光学系统，也会由于衍射作用而得不到理想像点，只能形成一个衍射光斑，像差的存在使衍射光斑的能量更为分散。这一类像质评价方法包括斯特列尔判断法、瑞利判断（Reyleigh）法和分辨率法，都是以光学衍射理论为基础。在像差系统中，则采用几何光线的密集程度来表示像的能量分布，称为点列图。

另一类方法是仿效电信系统得到的，称为光学传递函数（optical transfer function，OTF）。光学系统对空间频谱信息的传递作用，类似于通信系统中的低通滤波器。光学传递函数反映了光学系统对不同空间频率信息的对比度调制和相移作用。光学传递函数与光学系统的使用性能紧密联系，既可以计算又能够测量，对大小像差系统均适用，是有效、客观的像质评价方法。

各种评价方法都有其优、缺点和适用范围。针对某类光学系统，往往需要综合使用多种评价方法，才能客观、全面地反映其实际成像性能。

评价像质的主要方法有斯特列尔判断法、瑞利判断法、中心点亮度判断法、分辨率法、点列图法和光学传递函数（OTF）。

一、斯特列尔判断法

物点发出的光线，通过理想光学系统后，应全部会聚于像空间的点。如果用光线来代表传输能量的几何线，这些光线与像面的交点应该是一个没有空间大小的几何点。但是，在像面上实际得到的却是一个具有一定面积的衍射光斑。所以，把光看作光线只是几何光学的一个基本假设。光实际上是种电磁波，受光学系统的孔径限制作用必定发生衍射，因此，研究光波聚焦点附近的能量分布问题，不能用几何光学作准确说明，必须用波动光学的衍射理论加以解释。

由菲涅尔（Fresnel）衍射理论知道，光波通过光学系统的孔径光阑时，发生圆孔衍射。衍射光斑的截面能量分布如图7-16所示，成像衍射斑（艾里斑）（Airy斑）集中了全部能量的83.8%，第一亮环最大光强度不到中央亮斑的2%。通常把衍射光斑的中央亮斑视为物点经过理想光学系统得到的像点。中央亮斑的半径为：

$$R = \frac{0.61\lambda}{n'\sin u'} \tag{7-24}$$

式中，λ为光波波长，n'为像方介质折射率，u'为光束的像方孔径角。

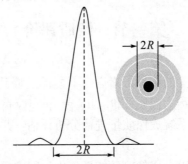

图7-16 衍射光斑的能量分布

K. Strchl 于1894年提出了判断小像差光学系统成像质量的标准。当光学系统有像差时，其成像衍射斑（艾里斑）的中心亮度会比没有像差时衍射斑的亮度更低，两者的光强之比称为斯特列尔比（Strehl ratio），也称中心点亮度，以$S.D.$表示。

在小像差光学系统中，中心点亮度和波像差有比较简单的关系，即：

$$S.D. = 1 - k^2\overline{W}^2 \tag{7-25}$$

式中，$k = \frac{2\pi}{\lambda}$，$\overline{W}$是波像差的平均值。斯特列尔指出，中心点亮度$S.D. \geqslant 0.8$时，可以认为光学系统是完善的。根据这一判据，可以引导光学系统像差的最佳校正方案和像差的公差。

现代光学设计不仅能计算中心点亮度，而且能绘制出任一像点的整体能量分布情况。图7-17是双胶合望远物镜的像点能量分布曲线，横坐标是以高斯像点为中心的能量积分半径，纵坐标是该半径内像点弥散斑所包容的能量（已归一化，设总能量为1），不同曲线对应像面上不同视场的像点情况，从中可以获取比单一的中心点亮度指标更多的信息，因此成为中心点亮度判断法的补充，并得到广泛应用。

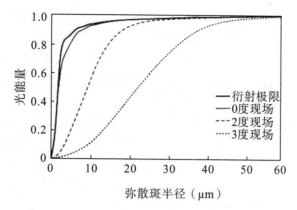

图 7 - 17　双胶合望远物镜的像点能量分布曲线

二、分辨率法

（一）中心亮斑

一个物点经光学系统成像时，由于衍射的存在，即使理想光学系统也不可能是一个像点，而是一个具有一定光能分布的衍射图形。艾里斑的半径计算公式见式（7 - 24）。

（二）瑞利判据

当有两个很靠近的点被光学系统成像时，像面上的两个衍射图样就会发生重叠，如果重叠过多则不能区分。

能被光学系统分辨开的两个物点之间的最小距离，称为光学系统的分辨率（resolving power）。瑞利判据为："能分辨的两个等亮度点间的距离最小应为艾里斑的半径。"当两个等亮度点间的距离为艾里斑的半径时，在这两个衍射光斑的光强分布曲线的合成曲线中，两个极大值与中间极小值之比为 1∶0.735，与眼睛或照相底板能分辨的亮度差别相当。根据衍射理论，光学系统的最小分辨角为：

$$\Phi = \frac{1.22\lambda}{D}$$

式中，Φ 为最小分辨角，D 为光学系统的入瞳孔径的直径。Φ 越小，分辨率越高，分辨率与系统入瞳孔径的大小成正比，入瞳孔径越大，分辨率越高。

由于指标单一，便于测量，分辨率法在光学系统像质检测中得到广泛应用。

但分辨率作为成像质量指标并不是完善的，只适用于大像差系统。对于小像差系统（望远镜、显微镜）实际的分辨率几乎只与入瞳孔径和光线波长有关，与像差基本无关。像差导致能量分散，直接影像线条的清晰度，而与分辨率并无直接关系。这是因为实际用来测试分辨率的分辨率板是高对比度的，而实际的景物常常是低对比度的。同时，受到照明条件、观察者等各种因素的影响，结果不够客观。瑞利规定中，除两个发光点以外是没有背景光的，与实际情况存在差异，存在伪分辨现象，不是一种严格而可靠的评价方法。

三、几何像差曲线

当光学系统的结构参数确定后，通过计算机使用光路计算的方法可获得各种几何像差值，并可用坐标图表示，由此可分析影响成像质量的因素，并可比较不同光学系统的质量差异。

对于轴上点可使用球差曲线。球差曲线纵坐标是孔径，横坐标是球差值。不同颜色的光形成不同的球差曲线，由此可同时比较位置色差，如图 7 - 18 所示。

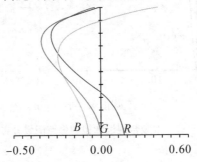

图 7 - 18　球差曲线

B、G、R 分别是不同颜色的球差（单位为毫米）。

对于轴外细光束成像，几何像差曲线由像散场曲曲线和畸变两个曲线图构成。不同颜色表示不同色光，T 和 S 分别表示子午和弧矢量，同色的 T 和 S 间的距离表示像散的大小。如果以纵坐标为视场可获得畸变和场曲曲线，如图 7 - 19 所示，左图横坐标是场曲，右图是畸变的百分比值。左图中几种不同色曲线间距是倍率色差值。

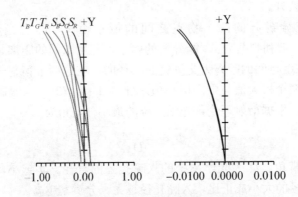

图 7 - 19　轴外细光束成像的几何像差曲线

左图横坐标是场曲（单位为毫米），T 和 S 分别表示子午和弧矢量，
B、G、R 分别为蓝光、绿光、红光；右图横坐标是畸变的百分比值。

由此可见，几何像差曲线对成像质量的评价形象直观，并能直接找出影响成像质量的因素。但需要进行大量的计算，没有计算机和相应的软件，是不能实现的。

四、星点检验

将被检验的光学零件或光学系统对点光源的成像，根据所得到的像点形状和大小来测定系统成像质量的好坏，并由此找出像质不好的原因。

对非相干照明物体或自发光物体，成像光学系统的作用是把物面上的光强分布转换为像面上的光强分布。由于衍射、像差和各种工艺瑕疵等原因，物像分布不可能完全一致。选用星点（发光点）作为代表性的物体，通过描述它的像的全部特征来反映系统的像质。

由于任意物的分布都可以看成是无数个具有不同强度的、独立的发光点的集合，任意物的像就是这无数个星点像的集合，因此，星点像的光强分布函数就决定了该系统的成像质量。

星点像的光强分布比较易于描述，所以星点检验法是检验成像光学系统质量最基本、最简单的一种方法

（一）传统方法

光源通过聚光镜照亮位于平行光管焦平面的星点板小孔，从平行光管出射的平行光经待测物镜，在其焦平面上成像，然后用目镜（测量显微镜）对所成的像进行观察。

检验时使用带有微孔的星点板，一般用眼睛直接观察星点板的星点像，所以需要检验者有一定的经验。

（二）现代方法

使用计算机采集星点图像。在原星点观察系统的显微镜后放置 CCD 摄像头，摄像头接计算机中的图像采集卡，经模－数变换后，在计算机的显示器上显示图像。图像可单帧采集也可实时采集。为了方便采集某一种像差对应的焦前、焦后、焦平面的图像，可以使摄像头与观察显微镜同时移动。

现代方法不但能够减轻人眼观察的疲劳，而且可以同时再现焦前、焦后和焦平面的星点图像，便于比较、判断像差的性质和大小。

五、瑞利判断法

瑞利判断法是比较实际波面与参考球面之间的最大偏离量，当波前像差不超过 1/4 波长时，瑞利判断法认为此实际波面无缺陷。

瑞利判断法提出两个标准，即有特征意义的是波前像差的最大值和波前像差最大的容许量不超过 $\lambda/4$。

瑞利判断法的要点是波前像差的最大值小于 $\lambda/4$。光学系统的结构参数一旦确定，与某一物点的成像光束对应的实际波面也随之确定。但波前像差的值将随参考球面或参考点的选择而变，在最佳参考点时，波前像差最大值的大小还随像差的平衡方案不同而变化。

瑞利判断法便于实际应用，但它有不够严密之处，只适用于小像差光学系统。

六、点列图法

由一点发出的许多光线经光学系统后，因像差使其与像面的交点不再集中于同一点，而形成了一个散布在一定范围的弥散图形，称为点列图（spot diagram），详见图 7-20。图中的几个图形分别表示给定的几个视场上不同光线与像面交点的分布情况。

点列图使用时应注意：下方表格中的数值越小，成像质量越好。根据分布图形的形状也可了解光学系统的几何像差的影响，如是否有明显像散特征或彗差特征、几种色斑的分开程度如何等。

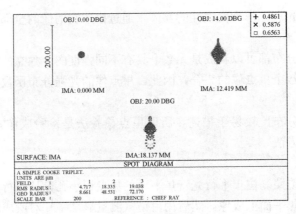

图 7 - 20　点列图

OBJ：物方，后为入射角；IMA：像方，后为其坐标值；FIELD：视场；

RMS RADIUS：均方根半径值；GEO RADIUS：几何半径（最大半径）。

点阵图法适用于大像差光学系统。如对照相物镜进行像质评价，利用集中 30% 以上的点或光线所构成的图形区域作为其实际有效的弥散圆，弥散圆直径的倒数为系统的分辨率。

点阵图法的优点是简便易行、形象直观；缺点是需要进行大量的光线光路计算，工作量非常大，只有利用计算机才能实现。

七、点扩散函数和光学传递函数

（一）点扩散函数

一个点光源通过无像差的光学系统将成像为一定大小的衍射斑，但在实际光学系统中，加上像差、照射光的性质等原因，像点将扩散为一个弥散斑。如果以三维立体坐标表示弥散圆的光强分布，得到如图 7 - 21 所示的"山包"。如果物平面上点的坐标为 (x, y)，则描述像光能分布的函数为 $h(x', y')$，叫作点扩散函数（point spread function），如图 7 - 21 所示。

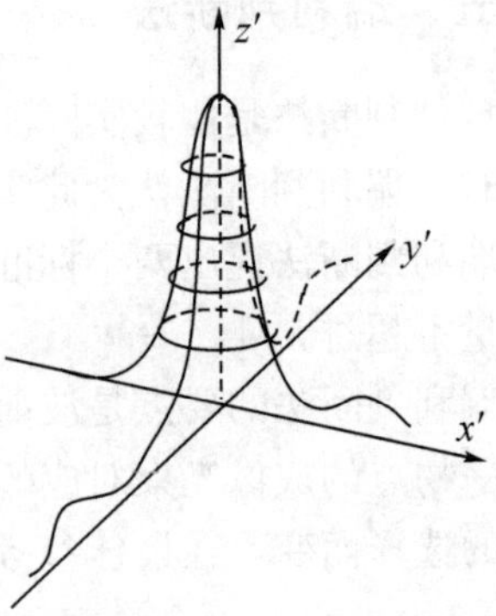

点扩散函数反映所属光学系统的衍射、像差以及一切造成光能扩散的因素的总和效果。

图 7 - 21　点扩散函数

（二）光学传递函数

点扩散函数是基于把物点看作发光点的集合，并使用点成像的能量集中程度来表示光学成像质量的。另一种常用的分解方法是将物体分解为各种频率的谱，也就是将物的亮度分布函数展开为 Fourier 级数。

光学传递函数的原理是将图形分解为一系列各种空间频率的波谱，即把物的亮度分布函数展开为 Fourier 级数，依次研究光学系统对各种空间频率的亮度呈余弦分布目标的传递能力，其中包括对比度的变化和相位的移动（图 7 - 22）。

物体经光学系统成像，可视为物体经光学系统传递后，其传递效果频率不变，但对比度下降，相位要发生推移，并在某一频率处截止，即对比度为零。这种对比度的降低和相位推移是随频率不同而不同的，其函数关系我们称为光学传递函数（the modulation transfer function）。

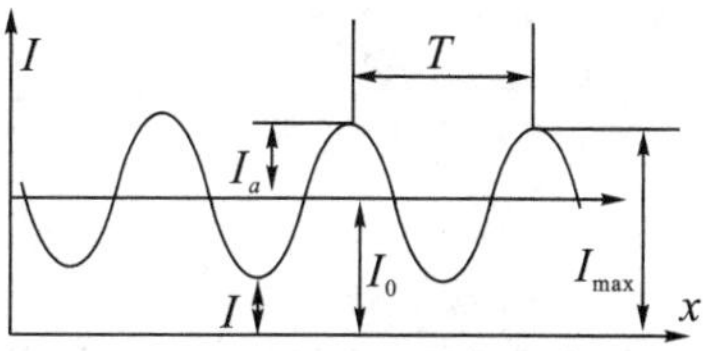

图 7－22　光学传递函数

光学传递函数的基本概念有空间频率和对比度。空间频率（ν）是指单位距离内的空间周期数，可由下式表示：

$$\nu = \frac{1}{T} \tag{7-26}$$

对比度又称为调制度（M），可用下式表示：

$$M = \frac{L_{max} - L_{min}}{L_{max} + L_{min}} = \frac{L_a}{L_0} \tag{7-27}$$

光学传递函数分为对比传递函数（modulation transfer function，MTF）和相位传递函数（phase transfer function，PTF），如图 7－23 所示。

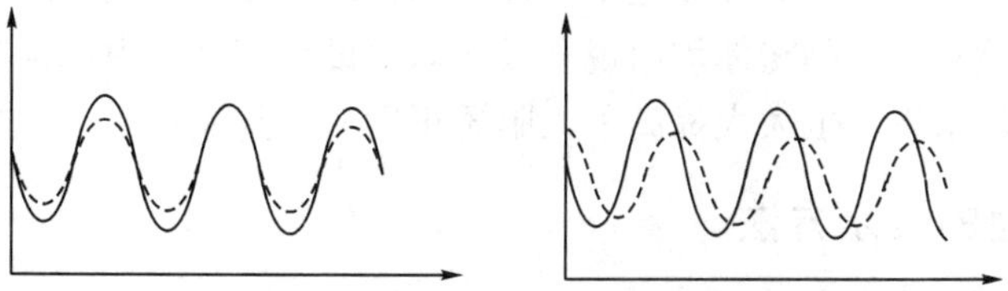

图 7－23　对比传递函数和相位传递函数

左图为对比传递函数［$T(\nu)$］，右图为相位传递函数。实线为物的光能分布，虚线为像的光能分布。

对比传递函数［$T(\nu)$］：

$$M' = \frac{L'_a}{L_a} \tag{7-28}$$

相位传递函数：

$$T(\nu) = \frac{M'(\nu)}{M(\nu)} \tag{7-29}$$

包括调制传递函数和相位传递函数，光学传递函数可表示为：

$$OTF(\nu) = T(\nu)\mathrm{e}^{-i\theta(\nu)} \tag{7-30}$$

光学传递函数是最客观、最全面的像质评价方法，尤其是对成像质量密切相关的调制传递函数与中心点亮度、分辨率有一定关系，但比它们更为严格与全面。中心点亮度值等于 MTF 曲线与坐标轴所围面积，所以 MTF 反映了中心点亮度。MTF 可反映不同频率的传递能力。高频传递函数反映物体细节传递能力，低频传递函数反映物体轮廓传递能力，中频部分反映物体层次传递能力。

光学传递函数既反映了衍射对系统的影响，也反映了像差对系统的影响。光学传递函数既适用于大像差光学系统的评价，也适用于小像差光学系统的评价。光学传递函数的概念不仅适用于某一具体的光学成像系统，也适用于复合光学系统（如多次成像），甚至可用于一个总体系统，包括目标、传输大气和接收器等。

第四节　非球面成像

上面我们讨论了光学系统的像差、成像质量的缺陷及其产生的原因，其中最重要的原因与光学系统的几何性质——球面有关。为了消除由此产生的各种像差，非球面光学系统应运而生。尽管早在 16 世纪，人们已开始认识到非球面光学特性，但直到 1638 年，Johannn Kepler 把非球面面型在透镜上进行试验，使在近、远距离获得无球差像面，由此逐渐奠定了非球面光学基础。非球面光学零件具有良好的光学特性，采用非球面技术设计的光学系统，可消除球差、彗差、像散、场曲，减少光能损失，改善成像质量，从而获得高质量的图像效果和高品质的光学成像。

传统的非球面光学系统受到设计和加工检验的限制。但目前，非球面的设计、加工和检验已得到显著的提升，非球面光学得到了广泛的应用。除了在军事、天文、摄影等方面，眼视光学也大量应用非球面光学设计，如目前的间接检眼镜的观察镜头、树脂眼镜片、角膜接触镜和人工晶状体均出现大量非球面设计产品，由此提高了视光学检查设备的分辨率和诊断水平，也大大提高了人眼矫正后的视觉质量。

一、非球面的表示方法

共轴光学系统的特点是系统具有一条旋转对称的轴，也就是光轴。而构成系统中的每一个面都是与光轴重合的轴对称旋转曲面。所谓的旋转曲面，指以一条平面曲线绕其平面上的一条直线旋转一周所成的曲面，而这条定直线叫旋转曲面的轴。

非球面光学系统是指旋转曲面面形由多项高次方程决定，面形上离轴不同距离的各点半径均不相同的光学元件构成的光学系统，一般应用在光学系统中的透镜及反射镜，曲面形式多数为平面和球面，这些简单形式是旋转曲面的特例。

光学系统的曲面可用下列方程式表示：

$$x = \frac{cr^2}{1 + \sqrt{1 - Kc^2h^2}} + a_4h^4 + a_6h^6 + a_8h^8 + a_{10}h^{10} + a_{12}h^{12}$$

式中，$h^2 = y^2 + z^2$，r 为面镜的半径，c 为曲面顶点的曲率，K 为二次非球面的变形系数（表示与球面的偏离量）。各种二次曲面的区别在于 K 不同。a_4、a_6、a_8 等为高次非曲面系数，x、y、z 为光学系统的坐标，如图 7-24 所示。

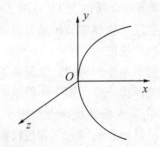

图 7-24　光学系统的坐标系统

该方程可以表示球面、二次曲面和高次非曲面。方程式的右边第一项代表基准二次曲面，后面各项表示曲面的高次项。

不同的面型对应不同的面性系数，当 $a_4 = a_6 = a_8 = a_{10} = a_{12} = 0$ 时，表示二次曲面，各种二次曲面的区别在于 K 不同。不同的二次曲面 K 如下（图 7-25）：

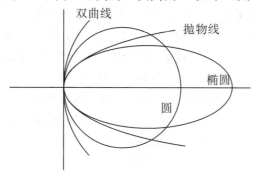

图 7-25　球面和的二次曲面

（1）双曲面：$K<0$。可用于聚焦成像系统，又可以作为激光和光纤准直透镜，最广泛的应用是把高次双曲面和高次椭圆非球面相结合。双曲面在望远反射系统中用得比较广泛。由两个双曲面镜组合的系统，在加工和安装时允许的失调量较大时，还能保证光学成像质量。

（2）抛物面：$K=0$。人们常用抛物反射镜作为望远离轴系统的主镜和聚光镜。在调校激光发射和接收光学系统的同轴时，抛物反射镜是首选。

（3）椭圆面：$0<K<1$。用途比较广泛，当其结合高阶非球面系数成为高次椭圆非球面透镜时，可用于半导体激光准直和大的数值孔径的光纤激光准直。而如果采用非球面透镜，一般一片就能满足系统要求。这样在提高系统光束质量的同时，又能使结构相对简单，系统重量减轻。现在很多成像系统和聚焦系统都采用椭圆非球面。在望远反射系统和离轴反射系统中，椭圆面和双曲面常结合起来使用。

（4）球面：$K=1$。圆为特殊的 $K=1$ 时的二次曲面。

（5）扁球面，$K>1$。

二、非球面的光学性质

（一）反射镜

非球面反射镜的表面是由平面曲线围绕连接其几何焦点的轴线旋转而成的。几何焦点具有如下性质：如果点光源位于几何焦点之一 F_1 上，则被非球面反射的所有光线都严格会聚于一点——像方焦点 F_2，也就是说，几何焦点 F_1 和 F_2 是一对光学共轭无像差点，即光线以任何角度入射在该反射面上都不产生像差。

（二）折射面

如果折射率为 n 和 n' 的两种介质被一理想的椭球面分开，在椭球面上入射的会聚光束的光源位于 F_2，此时椭球面的偏心率 $\varepsilon = n'/n$，则折射光束将转变为严格的平行光束，与入射光束的孔径无关。因为对于椭圆 $\varepsilon<1$，所以此性质仅在 $n'<n$ 时存在。显然，如果光线由相反方向入射，则光束的结构不变。这个性质可用于检验折射率 $n=$

$1/\varepsilon$ 的透镜的凹椭球表面，该透镜的另一表面——球面的球心同 F_2 重合。从这种透镜的凹椭球面一方射入平行光束，则理论上应该是球面波。

三、非球面光学应用的发展

由于光学科学的不断发展以及光学仪器在应用上的高要求、高精度，非球面光学设计由原来的单一型、低阶次逐渐向复合型、多阶次方向发展。各种光学软件，如 Codev、Zemax、Odo 等也相应出现了不同类型的复合型非球面。

非球面光学与球面光学相比，具有很大的优势。非球面可以提高系统的相对口径比，扩大视场角，在提高光束质量的同时透镜数比球面构成的少，镜头小型化，可减轻系统重量等。采用非球面技术设计的光学系统，可消除球差、慧差、像散、场曲，减少光能损失，从而获得高质量的图像效果和高品质的光学特性。除了应用于各种眼视光检查仪器设备，非球面镜片也在减轻镜片重量的同时，大大提高屈光不正矫正的光学成像质量。

习 题

1. 正、负透镜及双胶合透镜产生的球差各有什么特点？
2. 应怎样调透镜才能观察到彗差现象？
3. 什么是畸变？常见的畸变有哪两种形式？画图说明。
4. 常见的用以消除场曲的方法有哪些？
5. 什么是消色差系统？

（吕红彬　刘陇黔）

第八章 典型的光学系统

一种或数种光学零件按一定要求组合以满足某种需求的系统，称为光学系统。典型的光学系统主要有放大显微系统、望远系统、摄影系统和照相投影系统。

常用光学系统根据使用需求可分为成像光学系统和非成像光学系统。成像光学系统是指采用一个光学系统，对一个确定的物体（一般为平面）通过这样的光学系统后形成确定的像，物像之间可用物像距离和放大率来表示。我们前面讨论的基本都是成像光学系统。非成像光学系统关注的是物体光能的传输和效率。对于非发光的成像，如果没有照明系统，所成的像就无法观察，所以一些观察系统包括聚光系统和照明系统。

第一节 光学仪器的照明系统

照明系统是光学仪器的重要组成部分，一般包括光源、聚光镜和反光镜。对于照明系统，一般关注的是光能量传递的最大化以及被照明面上的照度分布及大小。

照明光学系统的光学特性主要为孔径角和倍率。

所以照明系统的光学要求为：

（1）充分利用光源发出的能量，尽可能地减少杂光和反射光，使被照明面获得足够的照明。

（2）使被照明面获得均匀分布的照度。

（3）与成像系统合理配合。

（4）适当的像差校正。

一、照明系统的类型

照明系统有两种类型：临界照明和柯拉照明。

（一）临界照明

临界照明（critical illumination）是指把光源通过聚光镜成像在观察物体或成像物面上，如图 8-1 所示。这种类型的照明，聚光镜决定成像光学系统的孔径角，通常在聚光镜物方焦平面

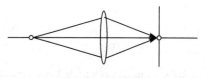

图 8-1 临界照明

附近设置可变光阑，以改变入射镜的成像光束孔径角。同时，为保证尽可能多的光线进入成像系统，照明系统的像方孔径角要大于成像光学系统的孔径角。

照明系统的倍率可用下式计算：

$$\beta = \frac{\sin u'}{\sin u} \tag{8-1}$$

临界照明的缺点是照明物面的亮度不均匀，灯丝状结构的光源将出现在物面上，影响观察效果。为了达到均匀照明的目的，对光源的要求比较高，同时要求被照明物体表面与光源像之间产生一定的离焦和成像光学系统的孔径角比较大，以缩小景深。

（二）柯拉照明

柯拉照明（Kohler illumination）指把光源像通过聚光镜成像在投射镜上，再使光阑通过投射镜成像在定焦平面上，如图8-2所示。由于光源不是直接成像在照明面上，被照明物体可获得比较均匀的照明。

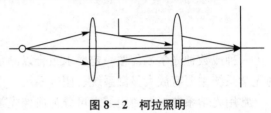

图8-2 柯拉照明

除此以外，还有直接照明和反射照明。

二、照明系统的聚光形式

照明系统常采用投射和反射两种形式产生聚光照明。

（一）投射式聚光照明

采用透镜或透镜组聚光。聚光镜的结构取决于光束的最大偏向角像方孔径角和物方孔径角之差（$u'-u$）。由于偏向角增大可导致光学的入射角增大，球差增大导致成像系统的渐晕，同时使光能在透镜表面过多损失，由此导致照明面的照度下降。所以，投射式照明系统一般限制每个面的偏向角不超过10°，如果偏向角增大，必须增加透镜的数目，同时采用非球面可以很好地校正球差。

为了充分地利用光源的光能，常在光源后放置反射镜。反射镜的球心与光源的灯丝重合，调整光源的位置，可使光源的灯丝像处于灯丝间隙，以提高光源的平均光亮度，并获得均匀照明。

（二）反射式聚光照明

采用反射镜，一般为椭球面反射镜，光源位于椭球面的一个焦点，经椭球面成像在另一个焦点上。反射面可使孔径角大于90°，同时不会因孔径角增大导致光能损失。

现在照明系统常采用非球面和反射式聚光照明。

第二节　放大镜

分辨率的限制使正常人眼可分辨视角一般为60″。如果细微的物体或远距离的物体与人眼所成的视角低于60″，人眼将不能分辨，必须借助一定的光学仪器。能够增大观察物体对人眼的视角，从而使人眼分辨能力增加的光学仪器称为目视光学系统。

目视光学系统必须满足两个要求：

（1）增大视角。这一性质可用视放大率（visual amplification）（简称放大率）来表示。

视放大率定义为通过放大镜观察物体时，物体所成的像对眼睛张角的正切与直接观察物体对眼睛所张角的正切的比。可用下式表示：

$$M = \frac{\tan\omega'}{\tan\omega}$$

(8-2)

式中，ω' 为通过光学系统所成的像对眼的视角，ω 为直接观察物体对眼的视角。

（2）减小或放松眼睛的调节。人眼在视近时必须增大眼睛屈光系统的屈光力，称为调节。长时间持续地使用调节将使眼睛疲劳。目视光学系统如果以平行光线出射或成像在无限远处，将使眼睛调节放松。所以，目视光学系统一般成像在无限远处。

一般人眼在无限远处和 25 cm 的距离，可轻松调节，阅读或近距离操作一般在 25 cm，所以 25 cm 的距离常被称为明视距离。目视光学系统往往也可成像在眼睛的明视距离。

目视光学系统包括放大镜、显微镜和望远镜。

一、放大镜的放大率

放大镜（magnifier）为最简单的目视光学系统，用来观察近距离微小物体，一般由单个正透镜构成。放大镜光路图如图 8-3 所示。

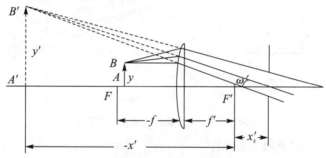

图 8-3　放大镜光路图

如图 8-3 所示，放大镜将位于焦点内的物体 AB 在放大镜前明视距离处形成虚像 $A'B'$，它对眼睛的张角为 ω'，其正切为：

$$\tan\omega' = \frac{y'}{-x' + x'_z}$$

式中，x' 为以像方焦点为起点的像距，x'_z 为放大镜像方焦点到眼瞳的距离。

眼睛在明视距离（25 cm）直接观察物体所张角度的正切为：

$$\tan\omega = \frac{y}{250}$$

所以放大镜的放大率为：

$$M = \frac{\tan\omega'}{\tan\omega} = \frac{\dfrac{y'}{-x' + x'_z}}{\dfrac{y}{250}} = \frac{250y'}{(-x' + x'_z)y}$$

将 $\beta = \dfrac{y'}{y} = -\dfrac{x'}{f'}$ 代入上式得：

$$M = -\frac{250 \times x'}{f' \times (-x' + x'_z)}$$

由于使用放大镜看物体时，眼睛总是位于像方焦点的附近，x'_z 相对 x' 小得多，故可略去，由此可得：

$$M = \frac{250}{f'} \qquad\qquad (8-3)$$

所以放大镜的放大率仅由其焦距决定。焦距越短，放大率越大。

二、放大镜的光束限制和视场

一般情况下，放大镜的直径总是比瞳孔直径大得多。物面上的成像光束总是受到眼瞳的限制，所以，眼瞳是孔径光阑，也是出瞳。而放大镜不与物平面重合，是渐晕光阑。由于放大镜通光口径的限制，视场外围有渐晕而无清晰的边界。图 8-4 显示无渐晕成像范围的 B_1 点、50% 渐晕的 B_2 点和可能成像的最边缘点 B_3 点，对应的视场角为 ω'_1、ω' 和 ω'_2。

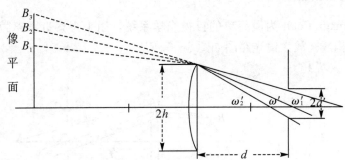

图 8-4　放大镜的光束限制和视场

由图 8-4 可导出下列关系式：

$$\tan\omega'_1 = \frac{h - a'}{d}$$

$$\tan\omega' = \frac{h}{d}$$

$$\tan\omega'_2 = \frac{h + a'}{d} \qquad\qquad (8-4)$$

由此可见，放大镜的直径越大，眼睛与放大镜的距离越小，可见的视场越大。

三、放大率和视场的关系

如果以 50% 的渐晕点为界来决定线视场，放大镜以所能看到的圆直径 $2y$ 来表示，当物平面位于放大镜的物方焦点上时，像平面位于无限远处，由图 8-5 可推导出：

$$2y = 2f'\tan\omega'$$

将 $M = \dfrac{250}{f'}$ 中的 f' 和前式中的 $\tan\omega'$ 代入得：

$$2y = \frac{500h}{Md} \tag{8-5}$$

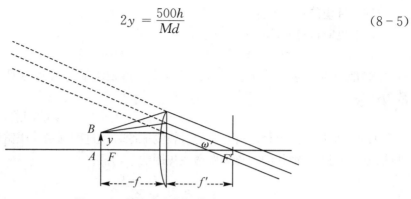

图 8-5　放大率和视场的关系

可见，放大镜的放大率越大，视场越小。

四、目　镜

用于观察由光学系统所成的像的放大镜称为目镜（eyepiece）。复杂光学系统构成的目视光学系统，均是由物镜和目镜构成的，如望远镜、显微镜等。

目视光学系统的目镜相当于放大镜，它的作用是把物镜所成的像再成像在人眼的远点或明视距离处，以便于人眼观察。放大镜也可作为简单的目镜。但与放大镜用来直接放大物体的视角不同的是，目镜是用来放大其他光学系统所成的像。

（一）目镜的光学特性

目镜的光学特性包括视场角 $2\omega'$、相对出瞳距离 p'/f' 和工作距离 l_F。

（1）视场角 $2\omega'$：目镜的视场角取决于系统的视场角 2ω 和视角放大率 M，即：

$$\tan\omega' = M\tan\omega$$

（2）相对出瞳距离 p'/f'：是目镜的出瞳距离与目镜焦距 f' 的比值，一般相对出瞳距离为 $0.5\sim0.8$。

（3）工作距离 l_F：目镜第一面的顶点到目镜物方焦距平面的距离。

（二）对目镜的光学要求

目镜除了用于将物镜的像进一步放大，还有像差的校正作用。目镜的像差以轴外像差为主，主要校正像散、垂轴色差和彗差这三种像差。由于目镜的出瞳直径较小，所以目镜最主要校正像散和垂轴色差。总之，对目镜应有以下的光学要求：

（1）有较大的视场角。

（2）有较大的放大率。

（3）能校正像差。

（三）目镜的组成

目镜通常是由两个或两个以上的透镜组成，面向物镜的透镜称为场镜（field lens），接近人眼的透镜称为视镜或接目镜（eye-lens）。

放置在物镜焦平面附近，与像平面重合，或者很靠近像平面的透镜统称为场镜。它是在不改变光学系统光学特性或不改变成像光束性质的前提下，改变成像光束位置。由于场镜放置在像平面或者其附近，使斜光束发生偏折，可以减少光学系统的直径。

（四）目镜的主要类型

1. 惠更斯目镜（Huygens eyepiece）

1703 年，荷兰物理学家 Christian Huygens 发明了第一个利用两块透镜组合成的目镜，称为惠更斯目镜。惠更斯目镜由两片平凸透镜组成，凸面均朝向物镜，具体的参数为：

$$f_2' = a, \ f_1' = 3a, \ d = 2a（d \text{ 是 } L_1 \text{ 与 } L_2 \text{ 的间隔}）$$

如果两个透镜是由相同折射率的材料制成的，透过望远镜让眼睛轻松地看见无限远处的物体，则两个镜片的距离为两透镜焦距的平均值：

$$d = \frac{f_1 + f_2}{2}$$

惠更斯目镜成像的原理（图 8-6）：物镜的像处于整个目镜的物方焦平面上（A 点），由于 A 点对于场镜来说为虚物，经折射成像在视镜的物方焦平面 A_2' 点，再经视镜成像在无限远处，以供人们观察。

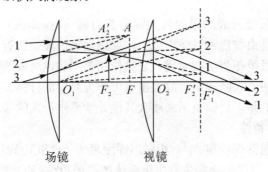

场镜　　　　视镜

图 8-6　惠更斯目镜的结构和光路图

惠更斯目镜的视场角为 $2\omega' = 25° \sim 40°$。

惠更斯目镜具有以下特点：

（1）只能用来观察物镜所成的像，不能用来直接观察物体。

（2）由于物镜使射来的光束更加会聚，故视场较大，常作为显微镜的目镜。

（3）倍数最大不超过 10 倍，更高倍的因质量欠佳少见。

（4）有效地消除彗差、倍率色差，像散也很小。

（5）不能显著降低球差和位置色差，而且像场较弯曲。

（6）向眼睛一端突出，视场很小，出瞳距离很短。

（7）第一主焦点在两块透镜之间，不能安装十字丝或分划线，因此不能作为测微目镜。

2. 冉斯登目镜（Ramsden eyepiece）

冉斯登目镜又称为 R 式目镜或 SR 式目镜，是一种两片组的目镜，由两块尺寸、折射率相同的材料制成的平凸透镜组成（图 8-7）。这种目镜能够消除畸变和色差，有效地降低球差，可以安装十字丝或分划线作为测微目镜和导引目镜。但视场不大，而且场镜平面距离视场光阑很近，场镜上的灰尘能够在视场中直接看到。冉斯登目镜属于第一代目镜，结构简单，价格低廉，特别适合于小型望远镜使用。

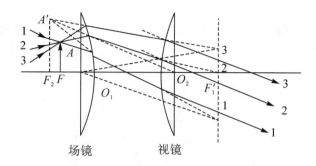

图 8 - 7　冉斯登目镜的结构和光路图

冉斯登目镜的结构参数为：

$$f'_1 = f'_2 = a,\ d = \frac{2}{3}a$$

视场角为：

$$2\omega' = 30° \sim 45°$$

冉斯登目镜的成像原理为物镜的像 A 位于目镜的物方焦平面上，经场镜成像（虚像）在视镜的物方焦平面 A' 点，再经视镜成像在无限远处供人眼观察。

冉斯登目镜具有以下特点：

（1）可直接观察物体。

（2）球差、轴向色差和畸变等均小于惠更斯目镜，场曲也显著减小。

（3）出瞳距离同样较短。

（4）若在物平面上放置刻度板，可对被观察物或来自物镜的实像进行长度测量，而惠更斯目镜不行。

3. 凯涅尔目镜

凯涅尔（Kellner）目镜是 1849 年在冉斯登目镜的基础上发展而来的，消除了冉斯登目镜的色差。这种目镜视场大，主要改进是将单片的接目镜改为双胶合消色差透镜，大大增强了对色差和边缘像质的改善，视场角达到 $40° \sim 50°$，低倍时有着舒适的出瞳距离，所以目前在一些中低倍望远镜中广泛应用，常用在低倍率观测上（如观测彗星或大面积的天体）。但是在高倍率观测上表现欠佳。另外，凯涅尔目镜的场镜靠近焦平面，这样场镜上的灰尘便容易成像，影响观测，所以要特别注意清洁。

凯涅尔目镜由一个正透镜和一个双胶合透镜组成，如图 8-8 所示。其光学特性为：

$$2\omega' = 45° \sim 50°$$

$$\frac{p'}{f'} = 0.5$$

图 8 - 8　凯涅尔目镜

4. 对称目镜

对称目镜由两个双胶合透镜组成，如图 8 - 9 所示，可见其相对出瞳距离较大，像质也比凯涅尔目镜更好，同时结构紧凑，适合短焦距、较长镜目镜的场合。其光学特性为：

$$2\omega' = 40°$$

$$\frac{p'}{f'} = \frac{3}{4}$$

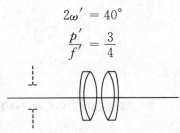

图 8 - 9　对称目镜

5. 无畸变目镜

无畸变目镜于 1880 年由德国蔡司公司创始人之一的阿贝设计，为四片两组结构，其中场镜为三胶合透镜，接目镜为平凸透镜。该目镜有效地校正了色差和球差，并把场曲降低到难以察觉的程度。它还具有平坦视场和足够的出瞳距离，在各倍率都有良好的表现，一直被广泛应用。无畸变目镜如图 8 - 10 所示，其光学特性为：

$$2\omega' = 40° \sim 42°$$

$$\frac{p'}{f'} = \frac{3}{4}$$

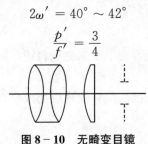

图 8 - 10　无畸变目镜

6. 艾尔弗目镜

艾尔弗（Erfle）目镜也称广角目镜，如图 8 - 11 所示，由两个双胶合透镜和位于两双胶合透镜中间的一个正透镜组成。其光学特性为：

$$2\omega' = 65° \sim 72°$$

$$\frac{p'}{f'} = \frac{3}{4}$$

图 8 - 11　艾尔弗目镜

7. 特广角目镜

特广角目镜如图 8 - 12 所示，由一个三胶合透镜加两个正透镜组成。其光学特性为：

$$2\omega' = 80°$$

$$\frac{p'}{f'} \approx 1$$

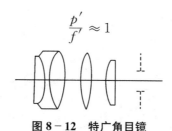

图 8 – 12　特广角目镜

8. 长出瞳距离目镜

长出瞳距离目镜的结构如图 8 – 13 所示，其光学特性为：

$$2\omega' = 47°$$

$$\frac{p'}{f'} \approx 1.37$$

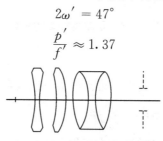

图 8 – 13　长出瞳距离目镜

第三节　显微镜

已知放大镜的视场与眼瞳与放大镜的距离、放大镜的放大率成反比。在一定的通光口径下，单个透镜组的焦距不能过短，从而使放大镜的视放大率受到限制，一般不超过15 倍。对于更为细微的物体，一般放大镜无法观察到。为了进一步提高放大率，使用两组透镜，前一组透镜对观察物体初步放大，后一组透镜对前一组透镜已放大的像进一步放大，如此可获得更高的放大率。这样由两组透镜组成的、对细微物体进行放大的光学系统称为显微镜。

一、显微镜的成像原理

显微镜（microscope）的光学系统由两组透镜组成，分别称为物镜和目镜。目镜为接近眼睛的透镜组，我们前面已经讨论过，接近观察物体的透镜组称为物镜（objective）。由于观察的物体常为不发光的物体，显微镜常常附加一定的照明系统。

显微镜的成像原理见图 8 – 14。位于物镜物方焦点以外与之接近的物体 AB，先被物镜在目镜的物方焦平面上或其后接近处成一放大、倒立的实像 $A'B'$，然后此像作为目镜的物再被目镜成一放大的虚像 $A''B''$。该像位于无限远处或明视距离，成为眼睛观察的目标。

Δ 为物镜和目镜的焦点距离，称为光学筒长，$x' \approx \Delta$ 。

物镜的放大率：$\beta = \dfrac{x'}{f_1'} = \dfrac{\Delta}{f_1'}$。

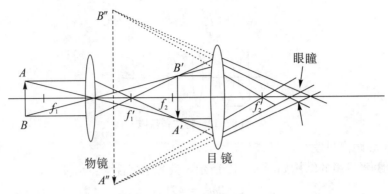

图 8 - 14 显微镜的成像原理图

目镜的放大率：$M_1 = \dfrac{250}{f_2'}$。

显微镜的总放大率为物镜放大率和目镜放大率的乘积。

显微镜的总放大率：$M = \beta M_1 = \dfrac{250\Delta}{f_1' f_2'}$。

显然，显微镜的放大率与光学筒长成正比，与物镜和目镜的焦距的乘积成反比。显微镜的目镜和物镜的放大率一般均刻在镜筒上，将两者相乘即可得到显微镜的总放大率。一般显微镜均配有多个目镜和物镜，可进行不同的组合。

由于组合光学系统的焦距为 $f' = \dfrac{f_1' f_2'}{\Delta}$，代入上式后得：

$$M = \frac{250}{f'} \tag{8 - 6}$$

从式（8-6）可看出，显微镜实质上是一个复杂的放大镜，也可看作是组合的放大镜。通常为了互换，显微镜的物镜从物平面到像平面的距离（物像共轭距离）都是相等的，约为 195 mm。

二、显微镜的分辨率

显微镜为目视光学系统，显微镜的放大要考虑自身的分辨率，同时也要考虑眼睛的分辨率。如果物体被放大后不能被显微镜分辨导致眼睛不能分辨，称为无效放大。显微镜能分辨而眼睛不能分辨，称为放大不足。

通过显微镜观察发光物体，发光物体所成的像由于光的衍射形成艾里斑，如果要通过显微镜观察两个点状发光物体，两个点状物体的距离必须满足瑞利判据，此即显微镜的分辨率。所以显微镜的分辨率是以物面上能被分辨开的两点之间的最小距离表示的。

对于自身发光的物体，分辨率为：

$$\sigma_0 = \frac{0.61\lambda}{NA} \tag{8 - 7}$$

式中，NA 为数值孔径。

$$NA = n\sin u$$

式中，u 为物镜成像平面对出瞳所形成的孔径角。

但是使用显微镜，被观察物体总是被其他光源所照明，使物面上相邻各点的光振动是部分相干的，式中的数值因子将会不同。

$$\sigma_0 = \frac{x\lambda}{NA} \tag{8-8}$$

对于斜向照明的物体，$x = 0.5$，即：

$$\sigma_0 = \frac{0.5\lambda}{NA} \tag{8-9}$$

对于一定波长的色光，在像差校正良好的显微镜，其分辨率完全取决于物镜的数值孔径。但显微镜的物方介质为空气，物镜的极限数值孔径为 1，一般最大只能达到 0.9 左右。如果物方介质为折射率较高的液体，如松节油，将会大大提高数值孔径。

三、显微镜的有效放大率

为使已被显微镜所分辨的物体细节能被眼睛所分辨，显微镜必须有适当的放大率，称为有效放大率。尽管眼睛正常最小可分辨视角为 $1'$，但为了持续观看不出现疲劳，一般取眼睛的可分辨视角为 $2'$，明视距离为 250 mm。在明视距离所能分辨的两点的最小距离应为：

$$\sigma_e \geqslant 250 \times \tan 2' \tag{8-10}$$

由于视角值很小，可由其弧度值代替其正切值，即：

$$\sigma_e \geqslant 250 \times 2 \times 0.00029 = 0.145 (\text{mm})$$

σ_e 为显微镜像方能被人眼分辨的距离，相当于显微镜的分辨率乘以视角放大率，所以：

$$\frac{0.5\lambda}{NA} M \geqslant 0.145 (\text{mm})$$

当取波长 $\lambda = 0.00055$ mm 时：

$$527 NA \leqslant M_e \tag{8-11}$$

也可近似表示为：

$$500 NA \leqslant M_e$$

满足上列关系的 M_e 为有效放大率。显微镜的有效放大率取决于物镜的数值孔径，即数值孔径必须与放大率相匹配。所以当物方为空气时，最大放大率不超过 450 倍。而使用浸液物镜使数值孔径达到 1.5 时，光学显微镜所能达到的最高有效倍率为 1500 倍。

第四节　望远镜

望远镜（telescope）为用于观察远距离物体的目视光学仪器。它能把物方对眼睛很小的张角按一定倍率放大，从而在像方与眼睛形成较大的张角，使眼睛能够分辨。望远镜由物镜、目镜和棱镜倒向系统组成。

一、望远镜的光学原理

望远镜是为了观察远距离的物体，所以入射光线为平行光线，而为了满足目视光学系统的要求，出射光线也应该为平行光线。所以望远镜使平行光线入射后仍平行出射。最简单的望远镜由两个光组组成，前一光组的像方焦点与后一光组的物方焦点重合，即：

$$f' = \frac{f_1' f_2'}{\Delta}, \Delta = 0, f' = \infty, f = \infty$$

据此，满足上述条件的光组组合见图 8-15。第一个光组朝向物体，称为物镜；第二个光组朝向眼睛，称为目镜。图 8-15(a) 目镜的光焦度为正，称为开普勒（Kepler）望远镜；图 8-15(b) 目镜的光焦度为负，称为伽利略（Galilean）望远镜。使用透镜作为物镜，称为折射式望远镜。除此而外，还可使用反射镜作为物镜，见后述。在此，仅以折射式望远镜讨论望远镜的光学原理和相关特性。

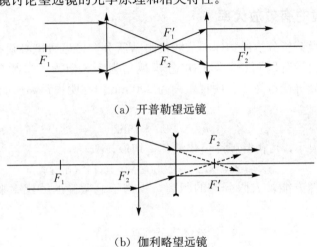

（a）开普勒望远镜

（b）伽利略望远镜

图 8-15　望远镜光路图

望远镜也可由较厚的单透镜构成，称为单透镜性望远镜，如图 8-16 所示。图 8-16(a) 相当于开普勒望远镜，图 8-16(b) 相当于伽利略望远镜。

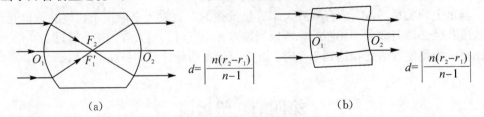

$$d = \left| \frac{n(r_2 - r_1)}{n-1} \right|$$

$$d = \left| \frac{n(r_2 - r_1)}{n-1} \right|$$

（a）　　　　　　　　　　　　（b）

图 8-16　单透镜性望远镜

二、望远镜的放大率

如图 8-17 所示，物点 A 相对于物镜焦点 F_1 的距离为 x_1，所成的像 A' 相对于目镜焦点 F_2' 的距离为 x_2'。

根据牛顿公式：

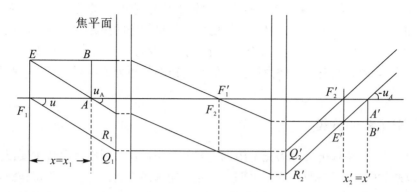

图 8-17 望远镜的放大率

$$x'_2 = \frac{f_2 f'_2}{x_2}, \; x'_1 = \frac{f_1 f'_1}{x_1}$$

和横向放大率公式：

$$\beta_1 = -\frac{x'_1}{f'_1}, \; \beta_2 = -\frac{f_2}{x_2}$$

望远镜的光学间距：

$$\Delta = 0, \; x_2 = x'_1, \; x'_2 = \frac{f_2 f'_2}{f_1 f'_1} x_1$$

由此，可求出望远镜的横向放大率公式：

$$\beta = \beta_1 \beta_2 = \frac{f_2}{f'_1} \tag{8-12}$$

微分 $x'_2 = \frac{f_2 f'_2}{f_1 f'_1} x_1$ 得望远镜的轴向放大率公式：

$$\alpha = \frac{\mathrm{d}x'_2}{\mathrm{d}x_1} = \frac{f_2 f'_2}{f_1 f'_1} \tag{8-13}$$

望远镜的角放大率公式：

$$\gamma = \frac{\tan u'}{\tan u} = -\frac{yf}{y'f'} = \frac{1}{\beta}\frac{f}{f'} = \frac{f_1}{f'_2}$$

$$\gamma = \frac{f_1}{f'_2} \tag{8-14}$$

在空气中，望远镜的三种放大率公式：

$$\beta = -\frac{f'_2}{f'_1}, \; \alpha = \frac{f'^2_2}{f'^2_1}, \; \gamma = -\frac{f'_1}{f'_2} \tag{8-15}$$

由于望远镜的焦距比为定值，所以望远镜的各种放大率仅由两个光组的焦距所决定，而与物像的位置无关。

望远镜的视角放大率指远物经望远镜所成的像对眼睛的张角相当于 u'，而无限远处的物体直接对眼睛的张角相当于 u，因而望远镜的视角放大率等于望远镜的角放大率，即：

$$M = \frac{\tan u'}{\tan u} = \gamma = -\frac{f'_1}{f'_2} \tag{8-16}$$

式（8－16）表明，物镜的焦距越大，目镜的焦距越小，望远镜的放大率越大。所以望远镜的视角放大率为物镜和目镜焦距的比。如果物镜的焦距大于目镜的焦距，通过望远镜观察远处的物体时，在眼睛视网膜上所成的像将得到放大。如果目镜的焦距为正，M 小于 0，眼睛所看到的像为倒像；如果目镜的焦距为负，M 大于 0，眼睛所看到的像为正立的像。

三、望远镜的分类

按工作波段，望远镜可分为光学望远镜和射电望远镜。射电望远镜主要以无线电波为工作波段（频率为 10 kHz～3×10^7 Hz），光学望远镜主要以可见光为工作波段。目前世界上最大的射电望远镜为我国于 2016 年 9 月 25 日建成启用的 500 米口径球面射电望远镜（five-hundred-meter aperture spherical telescope，FAST），位于贵州省黔南布依族苗族自治州平塘县克度镇大窝凼的喀斯特洼坑中，被誉为"中国天眼"。该系统由主动反射面系统、馈源支撑系统、测量与控制系统、接收机与终端及观测基地等几大部分构成。该射电望远镜由我国天文学家南仁东于 1994 年提出构想，历时 22 年建成。它具有我国自主知识产权，是世界最大单口径、最灵敏的射电望远镜。

由于光学系统不同，光学望远镜又可以分为折射式望远镜、反射式望远镜、折反射式望远镜。

（一）折射式望远镜

折射式望远镜是光学望远镜最早的形式，使用透镜作为物镜，利用透镜折射成像。其常用形式有伽利略望远镜和开普勒望远镜。优点是成像比较鲜明、锐利；缺点是有色差，校正较困难。

1. 伽利略望远镜

伽利略望远镜（Galilean telescope）是意大利科学家伽利略（Galilean）于 1609 年发明的望远镜。其光学系统以平凸透镜作为物镜，凹透镜作为目镜。其特点为：

（1）伽利略望远镜的物镜焦距为正，目镜焦距为负，系统成正立的像，无需加入倒像系统。

（2）望远镜镜筒的全长等于物镜和目镜的焦距的绝对值之差，镜筒较短。其结构简单，轻便，光能损失少。

（3）目镜的物方焦平面在镜筒以外，在焦平面处不能放置分划线或刻度尺。

（4）中间成虚像，不能安放分划线作瞄准和定位。

（5）目镜是发散透镜，最后透出来的平行光线与望远镜光轴的交点在镜筒内，观察者的眼睛无法置于该点以接受所有这些光线。即使把眼睛靠近目镜，能进入眼睛瞳孔的只是这些光线中的很少部分，因而视场较小。倍率越高，视场越小。倍率不宜过高，一般不超过 8 倍。

2. 开普勒望远镜

开普勒望远镜（Kepler telescope）是德国天文学家开普勒（Kepler）于 1611 年发明的。其用两片双凸透镜分别作为物镜和目镜，使放大倍数有了明显的提高，以后光学系统结构相似的望远镜统称为开普勒望远镜。天文望远镜一般采用开普勒望远镜。其特点为：

(1) 物镜和目镜焦距均为正，系统成倒立的像，需加倒像系统，结构复杂。

(2) 该望远镜镜筒的全长等于物镜和目镜的焦距之和，镜筒较长。

(3) 该望远镜目镜的物方焦平面在镜筒以内，在焦平面处可放置分划线或刻度尺，作瞄准、定位或测量用。

(4) 视场较大。

(二) 反射式望远镜

反射式望远镜使用曲面和平面的面镜组合来反射光线。物镜为凹面镜，可使用球面和非球面。最常见的非球面物镜是抛物面物镜。平行于物镜光轴的光线将被精确地会聚在焦点上，能大大改善像质，但其存在轴外像差，一般作为天文望远镜。

常见的反射式望远镜有牛顿反射式望远镜和卡塞格林反射式望远镜（8－18）。

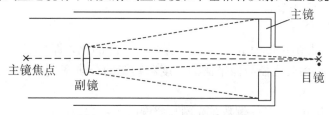

图 8－18　卡塞格林反射式望远镜

反射式望远镜有许多优点，比如：没有色差，能在广泛的可见光范围内记录天体发出的信息，且相对于折射式望远镜比较容易制作。但其存在口径越大，视场越小，以及物镜需要定期镀膜等不足。

(三) 折反射式望远镜

折反射式望远镜既有透镜也有反射面镜的系统，通常的设计是利用特殊形状的透镜来修正反射镜的像差。反射式望远镜的物镜虽然没有色差，但球面反射镜存在球面像差，而且焦距越长的球面反射镜对加工精度要求越高。非球面的抛物面反射镜虽然在光轴中心不存在像差，但在光轴以外存在球差和彗差，而且加工难度大，成本也高。折反射式望远镜就是针对反射式系统的这些缺点，而试图利用透镜折射系统的优点来补偿。其常见类型有施密特折反射式望远镜和马克苏托夫折反射式望远镜。

第五节　摄影系统

一、摄影物镜

摄影物镜（photographic lens）通常称为镜头，它的功能是把外界景物成像在感光底片上，使底片曝光产生景物像。

(一) 摄影物镜的光学特性

摄影物镜的光学特性包括焦距 f'、相对孔径 D/f'、视场角 2ω 和分辨率。

1. 焦距 f'

根据光学系统的垂轴放大率公式：

$$\beta = \frac{y'}{y} = \frac{l'}{l}$$

对于一般的照相物镜来说，物距 l 常常大于 $1\,\mathrm{m}$，l 大于 $10f'$，因此像平面十分接近摄影物镜的像方焦平面，即 $l' \approx f'$，所以可得到 $\beta \approx f'/l$。可得到：

$$y' = -f'\tan\omega'，物在无限远处 \tag{8-17}$$

$$y' = \beta y = \frac{f'y}{x}，物在有限距离 \tag{8-18}$$

由此可见，f' 决定物像的缩放比，也即拍摄像的大小。

除显微照相以外，其他各种照相机的垂轴放大率均小于 1。一般民用照相机的焦距是 $5\,\mathrm{cm}$、$7.5\,\mathrm{cm}$ 或 $10\,\mathrm{cm}$。

2. 相对孔径 D/f'

相对孔径（relative aperture）为入瞳直径与焦距的比，即 D/f'，它决定像方光束的立体角的大小。相对孔径与像平面的照度和物镜的分辨率成正比，决定空间成像的景深。

光圈（F）为相对孔径的倒数，光圈与照度的关系式为：

$$E' = \frac{\pi\tau B}{4F^2} \tag{8-19}$$

式中，τ 为光学系统的透过率，B 为物的光亮度，F 数为 1、1.4、2、2.8、4、5.6、8、11、6、22、32。

由于像的照度与相对孔径的平方成比例，所以镜头中所标出的各档 F 是以 $\sqrt{2}$ 为公比的等比级数。

3. 视场角 2ω

视场角 2ω 决定摄影范围的大小，物镜的视场光阑为底片框。物镜的视场角取决于焦距的大小。

$$y' = -f'\tan\omega'，物在无限远处 \tag{8-20}$$

$$y' = \beta y = \frac{f'y}{x}，物在有限距离 \tag{8-21}$$

4. 分辨率

无限远处的两点可被理想系统分辨的最小分辨角为：

$$\sigma = \frac{1.22\lambda}{D/f'}$$

摄影物镜的分辨率是用每毫米可分辨的线对数来表示的，故：

$$N_L = \frac{1}{\sigma} = \frac{D/f'}{1.22\lambda} \tag{8-22}$$

可见，完善的摄影物镜的分辨率与相对孔径成正比。该公式决定了视场中心的分辨率，视场边缘由于成像光束的孔径角比轴上点小，分辨率也比视场中心小。

照相的分辨率同时取决于摄影物镜的分辨率和底片的分辨率，如底片的分辨率为

N_P，则整个系统总的分辨率为：

$$\frac{1}{N} = \frac{1}{N_L} + \frac{1}{N_P} \qquad (8-23)$$

通常底片的分辨率为 $40\sim60$ lp/mm（线对/毫米），因此，照相分辨率比目视分辨率低得多。

（二）摄影物镜的景深和焦深

摄影时，底片上拍摄的像是在物镜视场角以内的纵深空间范围中的所有物体。能够在底片上获得清晰像的空间深度范围即为摄影物镜的景深。也就是说，当摄影物镜对一物体聚焦时，在此物体前后能够在底片清晰成像的景物范围，称为景深。将前面讨论的景深公式的入瞳直径用光圈数代替，可得到计算摄影物镜景深的公式，即：

$$\Delta_1 = \frac{p^2 z'}{f'^2/F - pz'}$$

$$\Delta_2 = \frac{p^2 z'}{f'^2/F + pz'} \qquad (8-24)$$

可见，景深与物镜的焦距、光圈大小和摄影的距离有关。光圈越小（F 数越大），景深越大。同时远景深度比近景深度大。

当对一个物面聚焦时，由于眼睛的分辨率，可产生调焦不准。在真正的像平面前后有一定的深度空间，可获得在眼睛分辨率范围以内的清晰像，称为焦深（图 $8-19$）。当摄影物镜对无限远处聚焦时，焦深可用下式求得：

$$2\Delta' = 2z'F \qquad (8-25)$$

由公式可知，焦深与 F 数有关，相对孔径越大，焦深越小。

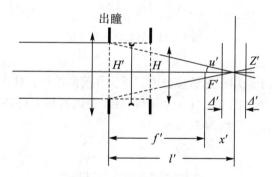

图 $8-19$　摄影物镜的焦深

（三）常见的摄影物镜

1. 对称性物镜

对称性物镜如图 $8-20$ 所示，薄透镜的弯曲校正球差，胶合面校正色散；厚透镜校正场曲，改变厚透镜之间的距离，校正像散。

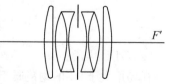

图 $8-20$　对称性物镜

2. 柯克型物镜

柯克型物镜如图 $8-21$ 所示，为能够校正七种像差的最简单结构。一般正透镜采用高折射率低色散玻璃，负透镜采用低折射率高色散玻璃。相对孔径为 $1/4.5\sim1/3.5$，视场角约为 50°。柯克型物镜是目前普及性照相机广泛采用的物镜。

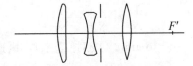

图 8-21　柯克型物镜

3. 天塞型物镜

天塞型物镜如图 8-22 所示，由柯克型物镜演变而来。胶合面可校正高级彗差、像散和轴外球差。相对孔径可达 1/3.5~1/2.8，视场角为 50°~55°。

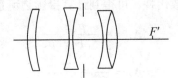

图 8-22　天塞型物镜

4. 双高斯摄影物镜

双高斯摄影物镜由厚透镜加薄透镜构成（图 8-23）。小半径的面处于会聚光束中近于不晕的位置，可将球差很好地校正，对称形结构使垂轴像差自动校正。胶合面用于校正球差。相对孔径为 1/2，视场角为 45°。

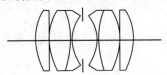

图 8-23　双高斯摄影物镜

5. 远距摄影物镜

远距摄影物镜由于采用正负透镜分离、正组在前的结构，使主面前移，从而得到长焦距短工作距离的结果（图 8-24），用于拍摄远距离目标并可获得较大的像。其相对孔径一般为 1/5.6，视场角约为 30°。

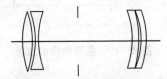

图 8-24　远距摄影物镜

6. 超广角物镜

视场角大于 90°的物镜属于超广角物镜，其结构均为对称形。

（1）Hypogon 物镜：如图 8-25 所示，视场角可达 130°，但不能校正球差和色散，相对孔径仅为 1/30~1/15，为许多超广角物镜的基础结构。

（2）Aviogon 物镜：如图 8-26 所示，视场角为 120°，畸变小，轴外宽光束像差校正较好。

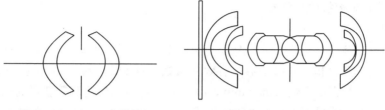

图 8－25　Hypogon 物镜　　　　　　图 8－26　Aviogon 物镜

二、照相机

根据成像介质，照相机可分为：①底片相机，通过照相目镜成像并应用底片记录景物的影像。②数码照相机，应用半导体电荷耦合元件（CCD）或互补式金属－氧化层－半导体（CMOS）来传感光线，再以数字储存装置记录景物的影像。根据取景方式，照相机可分为：①双镜头反光相机（twin-lens reflex），简称双反相机，具有两个镜头，下面的镜头为成像物镜，上面的镜头用于取景和聚焦。②单镜头反光相机（single-lens reflex），简称为单反相机，使用一块放置在镜头与胶片间的镜子把来自镜头的图像投射到对焦屏上，大部分单镜头反光相机通过目镜观察五棱镜反射来的图像。根据呈现介质的规格，照相机可分为：①大画幅相机，使用的感光介质"胶片"是页片形式的，目前主流的页片尺寸有 8 in×10 in 和 4 in×5 in。②中画幅相机，36 mm×48 mm。③120 相机，24 mm×36 mm。④135 相机，24 mm×36 mm。⑤微型相机，广义上指胶片尺度小于 24 mm×36 mm 的照相机，狭义上指胶片尺度小于 18 mm×24 mm 的照相机。根据用途，照相机可分为专业相机和消费类相机（傻瓜相机）。

传统照相机在胶卷上靠溴化银的化学变化来记录图像。数码照相机（digital camera）是利用电子传感器把光学影像转换成电子数据。数码照相机的传感器是一种光感应式的电荷耦合器件（CCD）或互补式金属－氧化层－半导体（CMOS）。在图像传输到电脑以前，通常会先储存在数码存储设备中，通常是使用闪存。数码照相机根据用途可以简单分为单反相机、卡片相机、长焦相机和家用相机。

（一）数码照相机的特性

（1）即拍即得。数码照相机所拍摄的图像可通过照相机的显示屏立即显示出来，马上可以观看，无需到暗室进行加工处理。

（2）多种方式显示。除了可在相机上直接显示，还可在电脑、电视机显示器或其他电子显示器上显示，所显示的照片也远比一般相纸大。

（3）相片可以经由网络传递、分享，迅速便利。

（4）存储卡具有较高容量，可重复使用，大大降低成本。

（5）光电转换芯片能提供多种感光度（ISO）选择，调整相机设定即可改变感光度，无需像传统照相机那样更换胶卷，色彩还原和色彩范围不再依赖胶卷的质量。

（6）资料储存方式多元。数码照片可储存或备份于硬盘，可重写光碟，甚至储存于网络服务器上。

（7）照片输入电脑，加以备份后，可用编辑软件进行后期处理。

（二）数码照相机的相关参数

1. 像素

数码图片的储存方式为像素。像素（pixel）是数码图片里面积最小的单位。元件像素分为最大像素数和有效像素数。有效像素数（effective pixels）是指真正参与感光成像的像素值。最大像素数（maximum pixels）为经过插值运算后获得的像素值。插值运算后获得的图像质量不能够与真正感光成像的图像相比。

2. 分辨率

数码照相机的分辨率为能够拍摄最大图片的面积，是用于度量位图图像内数据量多少的一个参数，通常表示成 ppi（每英寸像素，pixel per inch）和 dpi（每英寸点）。

图像分辨率决定着图像的细节水平和清晰度，像素越多，图像的分辨率就越高。例如一张分辨率为 640×480 的图片，分辨率达到 307200 像素，即 30 万像素；一张分辨率为 4000×3000 的图片，像素可高达 1200 万。

数码照相机分辨率的高低，取决于相机中电荷耦合器件（CCD）芯片上像素的多少。像素越多，分辨率越高，分辨率的高低也就用像素量的多少间接地表示。

数码照相机的分辨率或像素水平的高低与最终输出相片的大小和质量相关，如电脑显示图片尺寸或打印的尺寸。如最终所能打印一定分辨率照片的尺寸，可用以下方法简单计算：如果打印机的分辨率为 n dpi，数码照相机水平像素为 m，最大可打印出的照片为 $(m \div n)$ 英寸。比如，打印机的分辨率为 300 dpi，水平像素为 3600 的数码照相机所摄影像文件不做插值处理所能打印出的最大照片尺寸为 12 英寸（3600÷300）。显然，要打印得到的数码照片的尺寸越大，就需要像素水平越高的数码照相机。电脑显示尺寸的方法与打印尺寸的方法相同。

3. ISO 感光度

感光度用于衡量传统胶片对光的灵敏程度，被国际标准化组织（International Standards Organization，ISO）标准化，所以又称为 ISO 值。ISO 值为标准衡量胶片对光线的敏感程度，数值越低，胶片的曝光感应速度越慢，需要曝光更长的时间以达到跟高 ISO 值胶片相同的成像，因此通常被称为慢速底片。高度敏感的胶片因而称为快速胶片。无论是数码还是胶片摄影，为了减少曝光时间，可使用相对较高敏感度。但高 ISO 值由于较粗的底片颗粒或是较高的影像噪声或其他因素，通常会导致成像质量降低。

ISO 数码越大，表示感旋光性越强，常用的表示方法有 ISO 100、ISO 400、ISO 1000 等。感光度越高，底片的颗粒越粗，放大后的效果越差，数码相机套用此 ISO 值来标示测光系统所采用的曝光，基准 ISO 越低，所需曝光量越高。高 ISO 值可以提高数码相机在黑暗环境中或运动物体的成像质量，但 ISO 值越高，对画面质量的影响就越明显，出现的噪点就越多。

要获得满意的照片，要控制好曝光量，首先要记住快门速度、光圈和 ISO 感光度三者之间的关系。

（三）单镜头反光数码照相机

单镜头反光数码照相机，简称为单反数码照相机（single-lens reflex digital camera，

DSLR）。

单反数码照相机的工作原理如图 8-27 所示。景物发出的光线透过镜头到达反光镜后，折射到上面的对焦屏并结成影像，透过接目镜和五棱镜，可以在取景窗中看到外面的景物。一般数码照相机只能通过 LCD 屏或者电子取景器（EVF）看到所拍摄的影像。

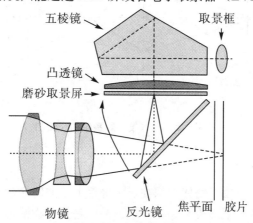

图 8-27　单反数码照相机的工作原理

当按下单反数码照相机快门钮拍摄时，反光镜便会向上弹起，感光元件（CCD 或 CMOS）前面的快门幕帘同时打开，通过物镜的光线不再被反射进入取景框，而是进入感光元件上感光，然后反光镜再立即回到原位，从取景窗中可以再次看到影像。由此可见，单反数码照相机完全透过镜头对焦拍摄，可使观景窗中看到的影像和胶片上保持一样，取景范围和实际拍摄范围也基本一致。除此以外，单反数码照相机还具有以下特点使得其摄影质量明显高于普通数码照相机：

（1）可以交换不同规格的拍摄物镜。

（2）感光元件（CCD 或 CMOS）的面积远远大于普通数码照相机，使单反数码照相机的每个像素点的感光面积远远大于普通数码照相机。

（四）卡片相机

卡片相机为外形小巧、机身相对较轻以及超薄时尚设计的数码照相机。其设计特点使得卡片机可以随身携带，同时由于具有最基本的曝光补偿功能，其使用简单，操作便捷。但手动功能相对薄弱，超大的液晶显示屏耗电量较大，镜头性能也无法与单反数码照相机相比。目前卡片相机日益为手机数码相机所取代。

第六节　放（投）影系统

将一定大小的被透射或反射照明的物体，用光源照明后以一定的放大倍率成像投射在屏幕上进行观察或测量的光学系统，称为放（投）影系统，如幻灯仪、投影仪、电影放映机等。

放（投）影系统一般由投影物镜和照明系统组成，如图 8-28 所示。

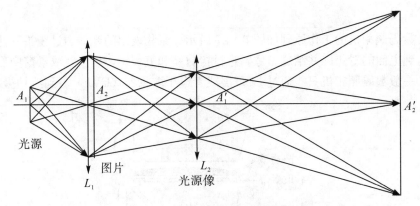

图 8 - 28　放（投）影系统的光路图

一、投影物镜

投影物镜的作用是把投影物体成像在显示屏幕上，并使显示屏幕获得清晰的、不变形的物像。投影屏幕往往距离投影物镜较远，一般是投影物镜焦距的数十倍，而投影物体一般在投影物镜物方焦距的附近，$l = f$，所以投影系统的物像关系可看作摄影系统的倒置。投影物镜的光学特性包括放大率、视场、相对孔径和工作距离。

（一）放大率

已知光学系统的放大率为 $\beta = \dfrac{l'}{l}$，投影物镜的物距 $|l| \approx f'$，所以投影物镜的放大率公式为：

$$\beta \approx -\frac{l'}{f'} \tag{8-26}$$

也可表示为：

$$l' \approx -\beta f'$$

（1）当投影物体尺寸一定时，放大率越大，在投影屏幕上的像越大，测量精度越高。对于测量投影系统，放大率的准确性十分重要，直接影响测量的精度，必须严格校正投影物镜的畸变，使不同视场的相对畸变量不超过 0.1%。

（2）放大率越大，物镜所需的孔径越大。

（3）放大率越大，被透射的物体尺寸越小。

（4）当物镜焦距确定时，放大率增加，像距变大，物像间的共轭距越长，投影系统的结构尺寸越大。

（二）视　场

与目视光学系统不同，投影系统的成像范围不用视场角来表示，而是直接使用投影物体的最大尺寸——线视场表示。也就是说，投影系统的视场取决于投射屏幕的尺寸，屏幕框实际就是投影系统的视场光阑。

（三）相对孔径

投影物镜把投影物体成像在屏幕上，屏幕的距离一般都比投影物镜的焦距大得多，一般都是数十倍。因此，投影物平面可近似位于物镜的物方焦平面，所以物方孔径角 u 为：

$$\sin u = \frac{D}{2f'} \qquad (8-27)$$

D/f' 称为投影物镜的相对孔径（relative aperture，RA）。投影物镜的放大率可表示为：

$$\beta \approx \frac{\sin u'}{\sin u} \qquad (8-28)$$

或表示为：

$$\sin u' \approx \beta \sin u$$

将 $\sin u = \frac{D}{2f'}$ 代入得：

$$\sin u' \approx \frac{\beta D}{2f'} \qquad (8-29)$$

与分辨率的关系为：

$$\sigma = \frac{0.5\lambda}{NA}, \ NA = \frac{\beta\lambda}{500\varepsilon}, \ \sigma\beta = 250\varepsilon \qquad (8-30)$$

式中，ε 为人眼的分辨角。

与景深的关系为：

$$\Delta = \frac{250\varepsilon}{\beta NA} \qquad (8-31)$$

（四）工作距离

投影系统的屏幕一般是确定的，投影物体与屏幕的距离称为共轭距。与屏幕共轭的物体至投射物镜第一面的距离称为工作距离。工作距离的大小直接影响投影仪的使用范围。投影物镜的工作距离与共轭距有关，而共轭距取决于放大率、焦距，它们的关系如下：

$$x = \frac{-f'(\beta-1)^2}{\beta} \qquad (8-32)$$

所以，物镜焦距一定时，放大率低，工作距离长；当放大率确定时，物像共轭距大，工作距离长。

二、照明系统

照明系统的作用是使光源的光通量尽可能多地聚集到投影物镜中去，并使被照明物体获得均匀照明。照明系统的类型有透射光照明和反射光照明。前者包括电影放映机、放大机及一些透射照明投影系统，后者有反射投影仪、某些液晶投影系统等。

习题

1. 摄影物镜的作用是什么？有哪些光学特性？

2. 投影物镜的作用是什么？有哪些光学特性？

3. 一望远镜的物镜和目镜的焦距分别为 120 mm 和 20 mm，如果一个人的最小可分辨视角为 $3'$，使用该望远镜观看 10 m 远的物体，他能看清多大的物体？

4. 一人视力为 0.2，其可分辨视角为 3′，如要正常阅读，可使用光焦度为多大的放大镜？

5. 常见的照明系统类型有哪些特点？

6. 试计算一变焦镜头 135 照相机在不同情形下的景深。已知焦距为 35 mm、50 mm、70 mm，光圈数取 4、5、6、8、11、22，拍摄距离分别为 2 m、3 m、5 m、10 m，允许的弥散圆直径为 0.03 mm。

（颜月　刘陇黔）